Mastication and Occlusion

入門 咀嚼と咬合

丹羽 克味

学建書院

はじめに

「咬合とはなにか，正しい咬合の臨床的基準とはどのようなことか」．著者は，昭和40年に大学を卒業して以来，歯科学におけるこの大問題の回答を得ないまま今日まですごしてきました．実のところ今日においても，悲しいかな正常咬合の臨床的な基準が確立されないまま治療が行われているのです．

平成15年，咬合に対する著者の考え方を『ベクトル咬合論』という小冊子にまとめて上梓しました．以来，思いもかけないほど多くの先生からいろいろなご意見を賜り，著者自身勇気づけられるとともに，勉強することができました．

そして平成20年には，臨床例を加えて『咀嚼・咬合論』を著しました．『咀嚼・咬合論』は，『ベクトル咬合論』の内容をさらに広げて，あらゆる症例に適応できることを，臨床例をとおして記述したものです．

しかしその内容は膨大になり，これを完全に読破し理解することは大変だという意見が多くありました．また『咀嚼・咬合論』は，技工士や衛生士の方々にも読んでいただきたいと願っていますが，一部の先生から，いきなり『咀嚼・咬合論』に入るには重すぎるという意見もいただきました．

今般，『ベクトル咬合論』を改訂する機会に恵まれました．そこで本書の内容は，『咀嚼・咬合論』の根幹をなす重要な事項をわかりやすく解説することにしました．

本書は，技工士，衛生士，そして歯科医師の方々に，『ベクトル咬合論』を理解いただく最初の入門書としてお読みいただければ

と思っています．またこの本を理解することは,『咀嚼・咬合論』を理解するのに大きな助けとなると思います．この本を読んで興味をもたれた方は,『咀嚼・咬合論』に進んでいただきたいと思っています．

　歯科医療は，歯科医師だけの知識や技術だけでは決して成り立つものではありません．パラメディカル全員が同じ知識と技術を有して，はじめて完全な治療が行えるのです．この本がその一助になれば，これに勝る著者の喜びはありません．

　最後になりましたが，この本の出版の機会を与えてくださった学建書院の皆様に衷心より感謝の意を表します．
　また本書の執筆にあたり，多くの先生方からお教えをいただきました．いちいちお名前をあげることは控えさせていただきますが，この場をお借りして厚く御礼を申し上げます．

2009 年 10 月

丹羽　克味

C·O·N·T·E·N·T·S

プロローグ ……………………………………………………………… 2
1 歯の咬合面は経年的に変化する ……………………………… 4
2 咬合面形態はなぜ存在するのか ……………………………… 10
3 咬合面形態のもつ害作用とその回避 ………………………… 26
4 咬合性外傷の臨床像 …………………………………………… 40
5 咬合平面の形状とその意味 …………………………………… 46
6 隣在歯の関係 …………………………………………………… 54
7 顎関節の形態とその機能 ……………………………………… 60
8 咀嚼とは ………………………………………………………… 74
9 咀嚼時の歯の動き(顎運動)は咬合面で決定される ………… 78
10 リンガライズドオクルージョン ……………………………… 84
11 中心位と中心咬合位 …………………………………………… 88
12 中心位への誘導 ………………………………………………… 100
13 咀嚼運動とは …………………………………………………… 108
14 理想的な咬合関係とは ………………………………………… 132
15 咬合調整はどのように行うか ………………………………… 142
16 正常咬合の臨床的基準 ………………………………………… 148
エピローグ ……………………………………………………………… 156

本書では，難症例の総義歯やインプラントを成功させるためだけでなく，有歯顎も含めたすべての咬合に適用できる1つの理論について簡潔に解説します．

　ここで提唱する咬合様式はリンガライズドオクルージョンです．この咬合様式を，物理や数学をまったく使用せずに理論体系化しました．

プロローグ

　正しい咬合とはなにか．
　まずこの回答として思い浮かぶのは，「ヘルマンの正常咬合」とよばれる定義ではないでしょうか．その定義を臨床咬合学事典(1997)から拝借すると，「完成した永久歯列において，上下顎の歯の咬合状態は基本的に1歯対2歯の関係にあって，前歯部においては面接触し，臼歯部においては咬頭頂と窩，隆線と歯間鼓形空隙，そして隆線と溝が咬合接触している」とされています．さらに前歯においては被蓋の状態，臼歯部においては咬合する個々の咬頭頂と窩，隆線と歯間鼓形空隙の名称などがあげられています．さらに上下顎の歯の接触点は138か所に存在するとあります．
　現代の歯科学は，この正常咬合の考えが根幹にあって成り立っている学問です．

　著者は，この定義をみていくつかの疑問が浮かびます．まず正常咬合は，1歯対2歯の関係でなければならないのか，ということです．定義では「基本的に」と前置きがあります．しかしその咬合関係からはずれて1歯対1歯の咬合になった場合には，咬頭頂対窩の咬合接触関係もすべて異なってきます．どこまでずれた

ときを異常とするかの記載がありません．次に正常な咬合接触点が138点とすると，新しく装着する金属冠にも，これだけの接触点を付与しなければならないことになります．それは咬合器上でもできない技術です．さらに「前歯部においては面接触し」とあります．ではオープンバイトやオーバージェット，アングルⅢ級の方はどうなるのでしょうか．前歯の面接触は望めません．これらの方々は咬合異常でしょうか．

　その他にも正常咬合の定義や分類について調べてみると，すべての正常咬合の定義が「審美的要因を包含したもの」となっているように思います．

　正常咬合とは，咀嚼機能をつかさどり維持するための必要要件であり，審美的要件とは明確に区別しなばならないと思います．この観点に立ってみると，今日においても正常咬合という歯科学の根幹にかかわる事項が確立していないのではないでしょうか．

　そこで本書では，永久歯に的を絞り，歯の萌出から，生涯にわたって起こるさまざまな現象を，臨床的意義と合わせてわかりやすく解説したいと思います．そしてそこから「正常咬合とは」という定義について，著者の考えを著してみたいと思います．

　ここに提示した理論はまだまだ未完成です．真の理論とは，提示された理論を多くの臨床医が理解し，それを実践することにかかっているのです．そしてそこに発生した矛盾を解明し，自己修正されながら導き出されるものなのです．1例でも例外が存在すれば，それは理論とはいえません．すべての症例に適用できることが真の理論なのです．本著が咬合理論を理解し解明する一助となれば，それに勝る著者の喜びはありません．

1 歯の咬合面は経年的に変化する

　図1に，10歳代で萌出が完了した上下顎全歯の咬合面，80歳代の咬合面，上下顎歯が正常に咬合した状態を，歯の断面像としてみたものを示します．上下顎の歯が正常に咬合した状態とは，上顎の歯が下顎の歯に対して頬側咬頭が外側に半咬頭ずれた状態をいいます．また咬耗していない歯の咬合面の傾斜角度は，図に示すように約30〜35度もあります．この急斜面がその後40年50年と咀嚼を行うことによって，80歳代の歯のように斜面がほとんどなくなり，平らな咬合面に変化します．もちろんこのようなケースは，金属性の歯冠修復物などによる治療をまったく受けていない場合の変化です．

　このように咬合面の形態は生涯不変ではなく，年齢とともに変化します．このことは臨床ではごく自然な生理的現象として受け止められています．しかし咬合の解説書などでは，萌出直後のような形態をした歯の咬合について検討されているのがほとんどで，咬耗した咬合面形態と咬合の問題を関連づけて解説したものを拝見したことがありません．

年齢とともに変化する咬合面の形態にこそ
咬合の最も重要で基本的な原則が存在する

　もちろん高齢になっても，咬合面の傾斜に咬耗による平坦化が

歯の咬合面は経年的に変化する　　5

図1　咬合面の形態

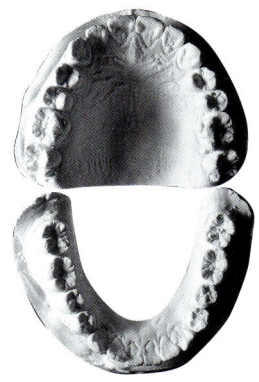

17歳の患者さんの咬合面
　永久歯の萌出が完了した咬合面です．

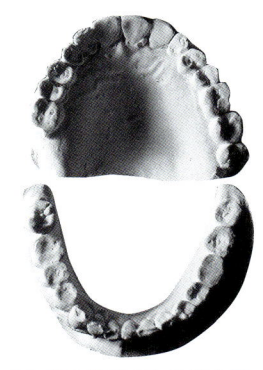

80歳の患者さんの咬合面
　咬合面は咬耗して平坦化しています．

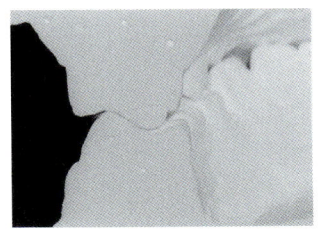

　上顎歯は半咬頭外側にずれて咬合しています．

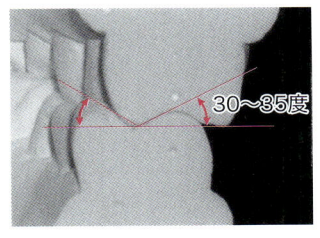

　咬合面傾斜角度は，30〜35度もあります．

みられない場合もあります．しかしそのような場合も，よく咬合面をみると傾斜した面が咬耗した斜面となっているのであって，決して生まれたばかりの咬合面ではありません．このようなケースは，**図2**に示すように上顎の犬歯から大臼歯までが内方に傾斜したような歯列で，顎骨は大きく，骨植がよい場合にみられるもので，咬耗しても咬合面は平坦にならず，斜面を有したままで経過しているのです．また図にみられるように乱排歯列でも平坦化しません．それは咬頭嵌合位から側方滑走運動を開始すると，動きは前歯部でガイドされ，運動の開始と同時に上下顎臼歯部が離開するため，平坦に咬耗が起こりにくいからです．

　しかし一般的には，咬合面の咬耗による変化は，咬合面傾斜角度の鈍化として表れます．その咬耗の様相は皆一様で平坦な咬合面になります．この事実の意味するものは何でしょうか．それは咬合面の咬耗による変化は，「**咬合面の傾斜角度と顆路角とはなんら相関をもつものではない**」ということです．このことをさらに突き詰めると，咀嚼運動時の歯の動きは，顎関節の形態や咬合面傾斜角度になんら制約されるものではなく，咀嚼時の歯の動きはみな同じ動きをしていると考えざるをえないのです．なぜなら80歳代の咬合面に代表されるように，長い年月使用され咬耗した咬合面がみな同じ平坦なかたちになるということは，顎や歯の動きがみな同じ動きであることを物語っているからです．

　成書によると，天然歯に加わる異常な圧は，非生理的なストレスを加えることになるので有害とされ，その原因の最たるものが咬耗であると考えられています．そこで，この圧を分散させるために斜面を有した咬合面が考えられています．しかしほんとうにそうでしょうか．咬耗によって平坦化した咬合面をよくみかけることがあります．

歯の咬合面は経年的に変化する　7

■図2　咬合面の平坦化がみられないケース■

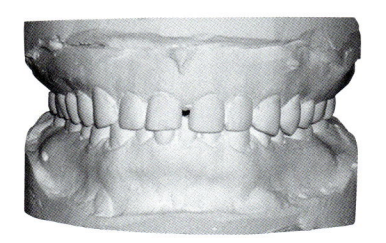

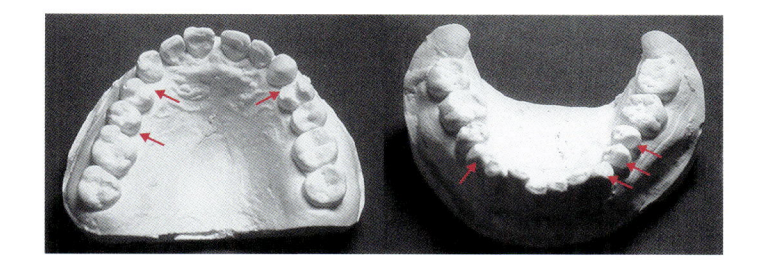

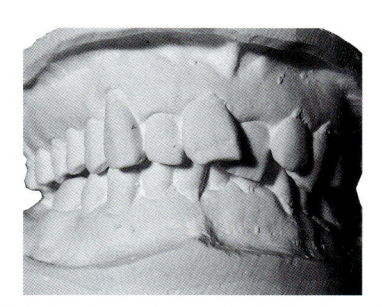

傾斜を有したままの咬合面は乱排歯列でもみられます．

図3に示すパノラマエックス線写真と模型は，先に示した80歳の患者さんのものです．この写真からも口腔内所見からも歯周疾患はみられません．歯に加わる垂直圧（咬合面に垂直に加わる圧）は，その人の最大の咬合力であっても周囲の骨の破壊にはつながらないのです．問題は水平に加わる力，すなわち側方ベクトルです．本書の目的の1つは，そのことを明らかにすることです．

■図3 咬耗した咬合面の意味するもの■

　永年の咬耗によって平坦化した咬合面は皆同じ形態になります．

　このことは何を物語っているのでしょうか．

　それは咬合面の咬耗による変化は，顆路傾斜角度とはなんら関係しないことを意味しています．

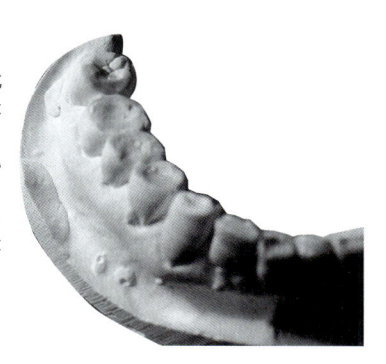

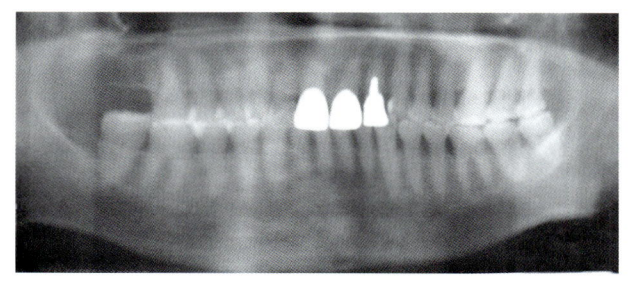

80歳の患者さんのパノラマエックス線写真
咬耗した咬合面を有する歯でも歯周疾患はみられません．

2 咬合面形態はなぜ存在するのか

　歯の咬合面は，なぜ傾斜角度をもって萌出するのでしょうか．もし80歳代の歯のように，咬耗した咬合面が最も理想的な形態であれば，最初からそのような歯が萌出すればよいわけです．しかし現実はそうではありません．そこで本章では，咬合面傾斜角度を有する歯が萌出する意義がどこにあるのかについて考えてみたいと思います．

■ **咬合面傾斜角度は**
上下顎歯を正常な咬合へと誘導する

　まず歯が**図4**に示すような台形をしていると仮定して，これが図のようにずれた位置関係で萌出し咬合したとします．すると上下顎の歯は永久にこのままの位置関係になります．この場合，仮に上段の図右に示すような位置関係が正常であっても，そのような正常な咬合関係になることは永久にありません．

　しかし歯の咬合面が中段の図に示すような傾斜角度を有する形態をしていると，最初の接触位置がずれていても，萌出に伴い傾斜角度の影響でだんだん中央に移動し，正常な上下関係に落ち着くことになります．また下段の図のように上下顎歯で萌出方向（歯軸方向）が多少ずれていても，この咬合関係で微調整が可能になります．

咬合面形態はなぜ存在するのか　11

■図4　咬合面傾斜角度は萌出歯を正常排列へ誘導する■

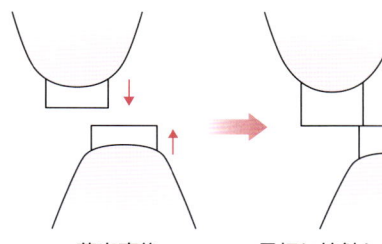

萌出直後
仮に咬合面が平坦であるとします．

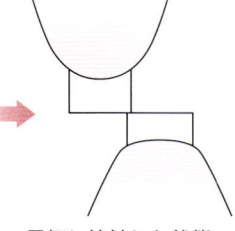

最初に接触した状態

正常咬合
左のような咬合接触では，このような正常咬合になることは永久にありません．

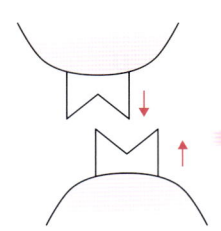

萌出直後
仮に咬合面が図のような形態であるとします．

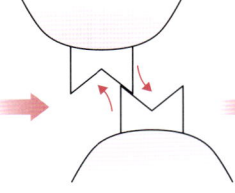

最初に接触した状態
図のような接触であっても，さらに萌出が進み，

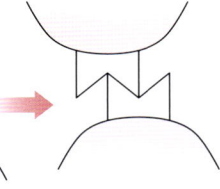

理想的な咬合関係に導かれることになります．

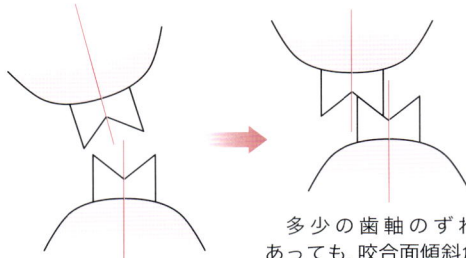

多少の歯軸のずれがあっても，咬合面傾斜角度によって修正されます．

すなわち歯の咬合面傾斜角度のもつ役割の1つは，萌出に伴う上下顎歯の正常な咬合関係への誘導です．上下のまったく独立した顎堤から，ほぼ同時期に萌出してくる第一大臼歯の正常な咬合関係を構築するためには，この咬合面形態はどうしても具備していなければならない要素なのです．

第一大臼歯の早期萌出は，咬合高径を確立させる

　第一大臼歯は，図5に示すように6歳頃，永久歯の臼歯群のなかで最初に萌出してきます．上下顎の第一大臼歯は，先に述べたような過程を経て正常に咬合しますが，この第一大臼歯が臼歯群のなかで最初に萌出するのは，それなりの理由があります．ここではそのことについて考えてみます．

不安定な咬合高径

　仮に第一大臼歯が最初に萌出せず，乳臼歯の脱落のあとに，前歯より順次永久歯が萌出する交換の仕組みであるとします．このような場合には，永久歯との交換のため歯根吸収を伴った乳臼歯や，乳歯が脱落したあと永久歯の萌出が完了するまでのあいだは，咬合高径が非常に不安定になります．

　次々に萌出してくる永久歯根が未完成なるがゆえに，それらによって咬合高径が正確に確保されることはむずかしいでしょう．また発育盛りの小児の摂食に際して，ぐらついた乳歯や未完成な根の永久歯では，その役割を担うことはできません．

第一大臼歯の早期萌出の役割

　そこで第一大臼歯の萌出は，これらの役割をはたすため早期に萌出し，とくに咬合高径を確立し維持するための重要な役割を担っているのです．

　咬合高径の確立とは，顎関節と調和のとれた中心位と中心咬合位の一致した関係がはかられていることです．中心位という顎位は，顎関節において下顎頭と下顎窩の位置関係が，咀嚼筋と靭帯

咬合面形態はなぜ存在するのか　13

■図5　第一大臼歯の早期萌出■

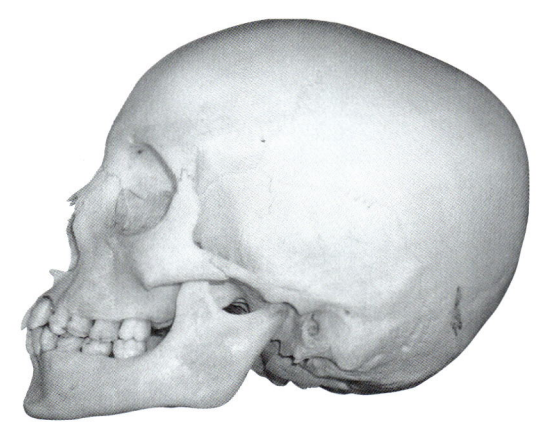

　咬合高径の確立をはかる．
　咬合高径の確立とは，中心位と中心咬合位の一致した関係が確立していることです．

にとって最もリラックスした位置にあることをいいます．くわしくは 11 章で説明します．その位置の維持と安定には，第一大臼歯の咬合が大きな役割を担っているのです．

第一小臼歯の萌出によって，咬合平面が確立する

　第一大臼歯が萌出したあとの永久歯の萌出順序をみると，**図 6**に示すように犬歯小臼歯群のなかで最初に萌出するのが第一小臼歯です．

なぜ第一小臼歯が最初に萌出するのか

　咬合高径は，これまでおもに第一大臼歯で維持されてきました．これから乳歯に代わって永久歯列としての咬合平面を新たに確立し，安定させなければなりません．

　そのためには最初に，第一大臼歯から最も離れた位置にある第一小臼歯が早期に萌出することです．

　なぜなら早期に萌出した第一小臼歯と第一大臼歯の咬合によって，咬合平面の確立と咬合高径の安定を，最も早くかつ確実に成し遂げることができるからです．

　すなわちテーブルが 4 本の脚によって安定するように，上下顎左右側の第一小臼歯と第一大臼歯による 4 点の咬合によって，咬合高径と咬合平面が確立し安定するのです．そのあとの歯は，ゆっくりと咬合平面のレベルに萌出すればよいことになります．

　このような理由から，第一小臼歯が早期に萌出するのです．

咬合高径と咬合平面は
臼歯の咬合によって成り立ち維持される

　第一小臼歯が犬歯小臼歯群のなかで最初に萌出してくる意義は，乳歯から永久歯としての咬合高径と咬合平面への変換を，早く正確に構築するためです．

　上顎犬歯は萌出順序が最後になります．その結果，日本人では萌出のスペースが少ないことから，犬歯が極端に唇側転移（八重

咬合面形態はなぜ存在するのか　15

■図6　歯の萌出の順序■

```
          ④  ①
    | 1  2  3  4  5  6
    | 1  2  3  4  5  6
          ②  ③
```
男　子

　まず上顎第一小臼歯が萌出し，次いで下顎犬歯，第二小臼歯の順に萌出します．

```
          ④  ②
    | 1  2  3  4  5  6
    | 1  2  3  4  5  6
          ①  ③
```
女　子

　まず下顎犬歯が萌出し，次いで上顎第一小臼歯，下顎第一小臼歯の順に萌出します．

歯)になることも珍しくありません.

　第一小臼歯が犬歯小臼歯群のなかで最も早期に萌出すること，そして犬歯が唇側転移となるような萌出異常がよくみられること，これらは何を意味しているのでしょうか．

　それは咬合高径と咬合平面の確立と安定は，臼歯の咬合だけで成立し維持されることを表しているのです．そこに前歯はまったく関与しないのです．

1歯対2歯咬合は正常排列のための働きをする

　図7に上下顎歯が正常に咬合した状態を側面からみたものを示します．それぞれの歯は1歯対2歯の咬合をしています．ここでは臼歯群が正常に排列される仕組みについて考えてみたいと思います．

　乳歯から永久歯への交換の様相をみると，第一大臼歯がまず萌出し，咬合高径を決定する重要な役割を演じることは先に説明しました．次に第一小臼歯が萌出してきます．そこで第一小臼歯と第一大臼歯とで咬合平面のレベルが決まります．このレベルに，後続の小臼歯や犬歯が萌出してくることになります．

　ここで驚くべきことに，1歯対2歯の咬合になっていることから，図8に示すように犬歯や小臼歯の萌出時期がずれていても，咬合面の半分ずつが対合歯と接することによって，近遠心的に高さのそろった排列関係が形成されることになります．さらに頬舌的に萌出方向や萌出角度が多少ずれていても，咬合面傾斜角度と1歯対2歯咬合によって正常な排列に修正されることになり，犬歯から第二大臼歯までの直線的な排列が完成されることになります．

　すなわち1歯対2歯の咬合関係は，萌出時期のずれた犬歯や小臼歯があっても，正常な排列と咬合関係を構築するためであり，第一大臼歯の早期萌出はそのための重要な役割を担っているので

咬合面形態はなぜ存在するのか　17

図7　萌出の完了した永久歯列

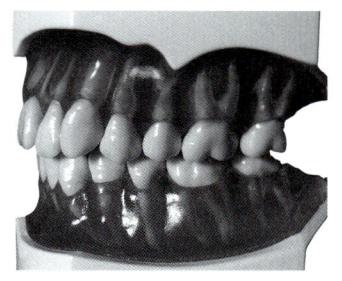

犬歯より後方の臼歯は1歯対2歯咬合をしています．

図8　1歯対2歯咬合によってスムーズな咬合平面が形成されるメカニズム

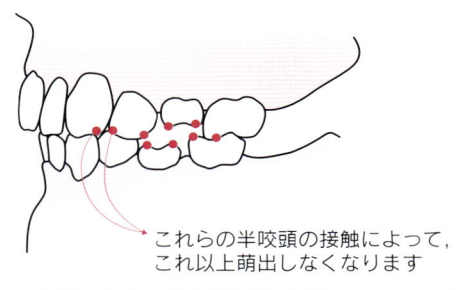

これらの半咬頭の接触によって，これ以上萌出しなくなります

後続永久歯の咬合関係が1歯対2歯咬合によって決定され，スムーズな咬合平面が形成されます．

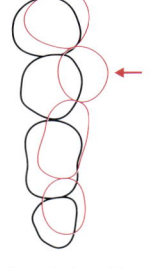

頰舌的に多少不揃いがあっても，咬合面傾斜角度と1歯対2歯の咬合関係の影響で正常に戻されることもあります．

す．その後，顎骨の発育や永久歯の歯冠長，そして咀嚼筋の長さと伸縮の度合いなどから，最も安定する位置まで第一大臼歯が萌出し，永久歯列が完成するころには咬合高径が安定します．そしてここで確立された咬合高径は，終生その人固有の高径として存在することになります．

■ 第二大臼歯の晩期萌出は
■ 中心位と中心咬合位を一致させるため

　図9に示すように，6歳頃に第一大臼歯が萌出し，そのあと小臼歯や犬歯の萌出があります．そして13～14歳頃から第二大臼歯が萌出してきます．

　第一大臼歯の萌出から6年後，ようやく第二大臼歯が萌出してきます．第三大臼歯を除けば，第二大臼歯は臼歯群として最後に萌出する歯になります．

第二大臼歯が最後に萌出する理由

　犬歯や小臼歯の萌出は時期的にばらばらなのですから，このなかに第二大臼歯が含まれていてもよいはずです．しかも下顎第二小臼歯や上顎犬歯が萌出してから，さらに1～2年の間隔をおいて，ようやく萌出してきます．

　その理由として，萌出のスペースとして顎骨の発育を待つ期間が必要と考えられます．しかし第二大臼歯が最後に萌出する真の理由は，それだけではないのです．

　もし第二大臼歯が第一大臼歯と相前後して早期に萌出してくると，どのようなことが起こるのでしょうか．

顎関節や咬合の安定を保つ

　大きな3根を有する上顎大臼歯と2根の下顎大臼歯の咬合は，咬合構築にとって絶対的な力を有しています．

　顎関節における下顎頭と下顎窩の位置関係はきわめて不安定で，下顎頭の位置は臼歯の咬合に左右されます．極論をいうと臼歯の咬合位置が変われば，下顎頭はどんな位置にでも動かされる

■図9 第一大臼歯と第二大臼歯の萌出時期ならびにその臨床的意義■

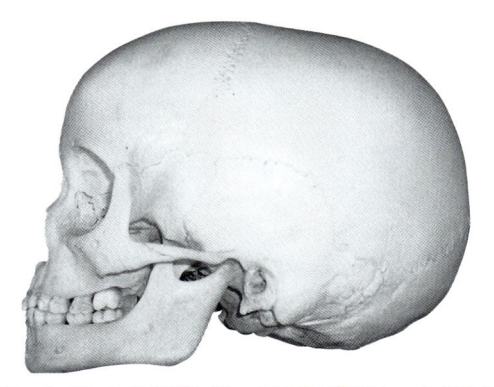

　乳歯列の完成した6歳頃に第一大臼歯が萌出し，まず咬合高径の確立と顎関節の安定をはかります．

ことになります．

　上下顎の第一大臼歯の萌出後に，顎関節や咬合の安定を待たずに，さらに第二大臼歯が萌出したらどうなるでしょう．

　2本の大臼歯の咬合関係に狂いが生じると，下顎頭がとんでもない所に位置することになりかねません．そうなると顎関節に障害が発生することになります．

中心位と中心咬合位の一致をはかる

　そこで咬合を決定する大臼歯のうち，第一大臼歯は乳歯列の咬合が確立した時期である6歳頃に萌出し，まず第一大臼歯で咬合の確立と顎関節の安定をはかります．そのあと犬歯から第一大臼歯までの永久歯の咬合が完成した13〜14歳頃から第二大臼歯が萌出してきます．そして再度，完全な永久歯列として咬合高径の確立と咬合の安定，すなわち中心位と中心咬合位の一致をはかっているのです．

咬合の最も安定した時期に
それぞれの大臼歯が萌出する

　咀嚼機能を行ううえで最も大切な咬合を構築する第一大臼歯と第二大臼歯の萌出時期は，それぞれ咬合の最も安定した時期といえます．

　2本の大臼歯の強固な咬合によって，中心位と中心咬合位の一致した不動の咬合関係が構築されるのです．

上下顎歯の半咬頭のずれは咀嚼機能の円滑化をはかる

　食塊が小さく砕かれて食片になると，食片を咬合面に置いて下顎歯の頬側咬頭が上顎歯の頬側咬頭内斜面に沿って滑走し，咬頭嵌合位までかみ込むことになります．それと同時に頬粘膜と舌側縁が上下顎歯を挟んで食片がこぼれるのを防ぎます．この運動が臼磨運動，すなわち「すりつぶし運動」であると成書にあります．著者はこのようなすりつぶし運動は存在しないと考えています．

■図10　第二大臼歯の萌出による最終的な咬合高経の確立と咬合の安定■

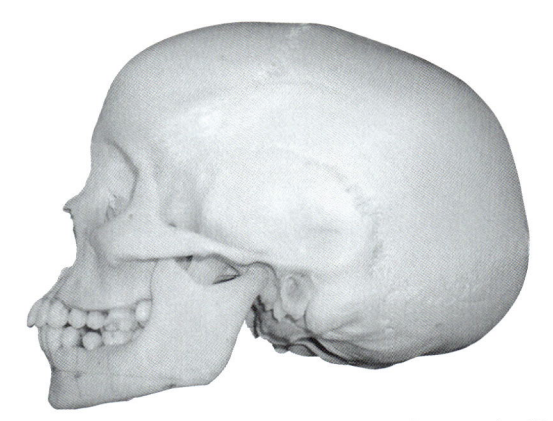

　第一大臼歯までの永久歯列が完成したあとに第二大臼歯が萌出します．そして再度，咬合高径の確立と咬合の安定，すなわち中心位と中心咬合位の一致をはかります．

しかし咀嚼運動には，それに似たような運動として「すりつぶし様運動」という動きがあります．その根拠はのちの13章で示します．いずれにしても口腔内に取り込まれた食品は咀嚼によって細かくなります．

咀嚼時には口腔内はわずかに陰圧になります．陰圧は咀嚼しながら食片を飲み込むことによって発生し，この陰圧によって頬粘膜と舌側縁はより歯に密着するようになり，細かな食片でも咬合面からこぼれにくくなります．咀嚼運動と呼応して，頬や舌の筋肉の作用で口腔内にこぼれた食片を，ふたたび咬合面上に押し上げ，次の運動に入ります．このような咀嚼運動によって食片は効率よく粉砕されることになります．

ここで口腔内の陰圧によって，頬粘膜や舌側縁（おもに柔らかい頬粘膜）は図11に示すように咬合面上に吸い込まれることになります．仮に歯が図に示すような台形で，咬頭が同じ位置に合わさっていると，図のように陰圧とかみ込みによって，咬合面上に吸引された頬粘膜を誤ってかむことになります．

しかし半咬頭のずれた咬合関係は，頬粘膜や舌側縁を咬合面から外側に圧排しているので，咀嚼時に誤ってかむことが回避され，円滑な咀嚼運動が行われることになります．

半咬頭ずれた正常な咬合関係は，歯が咬合面傾斜角度を有するうちにかたちづくられ，その後咬耗によって咬合面が平らになっても，その関係は永久に維持されることになります．

■ 咬合面傾斜角度は顎骨の発育に影響する

図12に示すように，上顎頬側咬頭内斜面と下顎歯の咬頭で食片を挟み，これを粉砕しようとすると，咬合力は食片を介して上下顎の歯に伝わります．この力は内斜面の角度によって，図に示すように内斜面に垂直に加わる力となり，この力から歯軸に対し90度外側方向に振られる力，いわゆる側方ベクトルと歯軸方向で

咬合面形態はなぜ存在するのか　23

■図11　半咬頭のずれは咀嚼運動の円滑化をはかる■

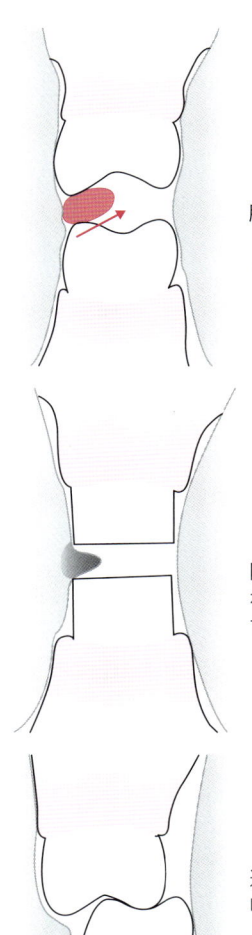

　咀嚼運動中の口腔内は陰圧になり，頬粘膜や舌側縁は歯に圧接されます．
　その結果，食片が咬合面からこぼれにくくなります．

　仮に半咬頭のずれがない咬合関係では，陰圧によって頬粘膜は咬合面上に吸引され，あやまって頬粘膜をかむことがあります．

　半咬頭のずれは，頬粘膜をかむことを回避し，スムーズな咀嚼運動が行える大事な咬合関係です．

根尖に向う垂直ベクトルが発生します．側方ベクトルは上顎では歯根を介し，骨に対して外側に押す力として働き，垂直ベクトルは根尖の骨に対して力を加えることになります．それは第一大臼歯の萌出する 6 歳頃から上顎の歯槽骨に作用することになります．毎日の咀嚼によって発生する適度な側方ベクトルや垂直ベクトルが身体の成長とともに顎骨の発育時の刺激作用として，すなわち骨のリモデリングの活性作用として，小児から大人の顎堤へと発育をうながす働きをしているものと考えられます．

　上下顎歯で顎骨の発育が促され顎骨の発育が進むと，咬合面傾斜角度の作用によって上下顎歯の咬合関係が微調整されながら，徐々に小児から大人の顎へと変化するものと考えられます．

　本章では歯の咬合面形態のはたす役割について述べてきました．それらの働きが完了した時期，つまり成人期以後の歯は，咀嚼という 1 つの機能を，その人の人生とともにまっとうするために咬合面形態を整えるのです．これが咬合面の咬耗であり，傾斜角度の鈍化なのです．

　咬合面形態のもつ意味とは，正常な歯の咬合や排列を達成させるための，いわば「**便宜的な形態**」であるということです．なぜなら生まれたままの歯の形態が本当に咀嚼において重要な役割を担うのであれば，生涯にわたり，そのような形態が維持されてよいはずです．しかし高齢になるに従い咬合面は必ず鈍化します．なぜ鈍化するのでしょうか．そこには，どうしても鈍化しなければならないわけがあるのです．そのことについては次の 3 章で解説しますが，この咬合面の鈍化の現象は，生理学的に，また咬合力学的に理にかなっていることに驚かされます．それと同時に，咀嚼を行うための咬合面とはどうあるべきかを，ここから学ぶことができるのです．

咬合面形態はなぜ存在するのか　25

■図12　側方ベクトルと垂直ベクトルの発生■

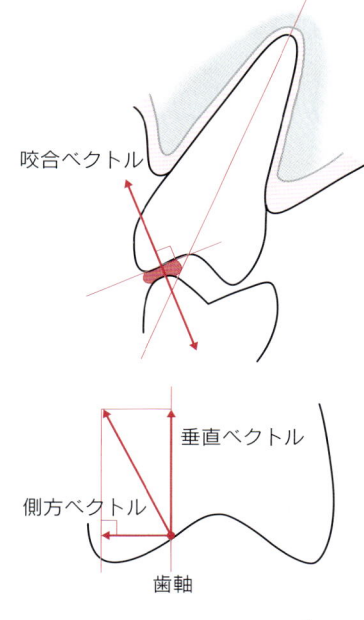

　斜面に垂直な咬合ベクトルから，歯軸に直角な側方ベクトルと，歯軸に向かう垂直ベクトルが発生します．

　この側方ベクトルは歯をゆする力となります．

　ゆする力，すなわち側方ベクトルの大きさは咬合面傾斜角度の大きさに比例し，傾斜角度が大きいほど大きな力となります．

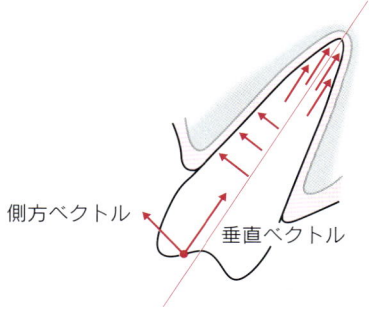

　咀嚼時の側方ベクトルと垂直ベクトルの発生は，歯根を介して歯槽骨に咬合圧を加えることになります．

　この圧が適度であれば，歯槽骨のリモデリングの活性作用として働き，顎の発育に影響することになります．

3 咬合面形態のもつ害作用とその回避

　2章では，咬合面傾斜角度のはたす役割について考えてみました．しかし咬合面傾斜角度はよい点ばかりではなく，その角度ゆえにもつ重大な害作用が存在します．本章では，そのことについて考えてみたいと思います．

■ 咬合性外傷の発生

　10歳代で完成された歯列は，その後どのような経過をたどるのでしょうか．そのことについてもう一度考えてみたいと思います．
　大きな食塊が口に入ったとき，まずこれをかみ砕く破砕運動が起こります．このとき大臼歯で破砕運動を行う場合に，食塊を咬合面のどこに置いて咬合力が加えられるのでしょうか．**図13**に示すようないずれかの関係になります．
　いずれになるかは，どちらが大きな咬合力を発揮できるかによって決まります．その選択は下顎歯を左右に半咬頭も動かさずに，瞬時に判断できます．食塊が固いものであればあるほど無意識にこのことを実行します．
　なぜかというと，食塊を介して歯に加わる咬合力のベクトルが歯軸と平行であることと，そのベクトルが歯の中央をとおるとき最大の咬合力が発揮できるからです．

■図 13　破砕運動■

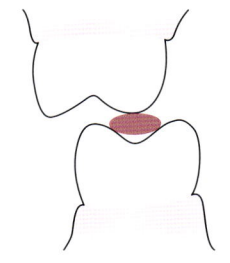

破砕運動は，下顎歯の咬合面中央に食塊を置いて，上顎歯の舌側咬頭で破砕するか，

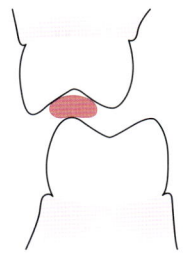

上顎歯の咬合面中央に食塊を置いて，下顎歯の頰側咬頭で破砕するかのいずれかで行います．

もし図14に示すように，食塊を頬側咬頭内斜面の途中の位置で破砕しようとすると，図に示すように側方ベクトルが発生します．この力は頬側または舌側の歯根膜を介して骨に加わることになります．歯根膜内では圧受容器が存在するため，ある限度（歯根膜が耐えうる最大の力）以上の力が加わった場合には，その信号を受けてフィードバック機構が働き，まったく無随意に，それ以上のかみ込みを瞬時に止めてしまいます．

　そこで次にくる動作は，食塊を置く咬合面の位置を変えて再度かみ込みを試み，最も咬合力の発揮できる位置をあちこち探して破砕を試みます．しかし最も咬合力の発揮できる位置でも破砕ができないとわかると，これは「固くてかめない」と認識します．側方ベクトルがどれほどの大きさになるかは10章で詳しく解説します．

　図15に示すように咬合面の傾斜角度が大きければ大きいほど側方ベクトルは大きな値となり，最大咬合力を発揮できる範囲が小さくなるのです．

　咀嚼中大きな力が加わるたびにかみ込みを中止するとはいえ，瞬時に加わった大きな側方ベクトルは，少しずつ歯根膜や歯槽骨に破壊的な力として作用します．その結果起こるのは咬合性外傷です．

咬合性外傷発生のメカニズム

　咬合性外傷発生のメカニズムについて簡単に説明します．骨のような硬組織に一点から圧が加えられると，**図16**に示すように，その部分の骨が局部的に彎曲させられ，彎曲部にピエゾ電位が発生します．骨では常に破壊と再生を繰り返すリモデリングが行われています．骨破壊は破骨細胞の働きによるものですが，ピエゾ電位からはじまるいくつかの過程を経て，この部に破骨細胞が多く出現するようになります．すると再生機能が追いつかず破壊が先行するようになります．

咬合面形態のもつ害作用とその回避　29

■図 14　咬合力の加わる位置と方向■

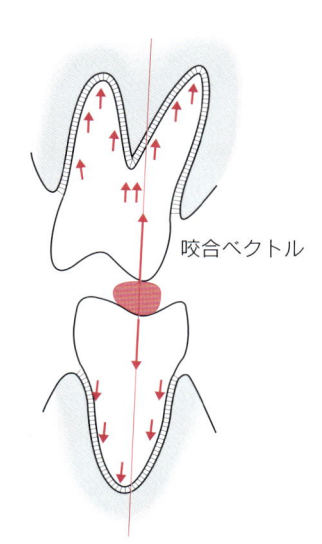

咬合ベクトル

側方ベクトル

この食塊の破砕位置は，食塊に最大の咬合力を加えることができる

　咬合ベクトルが上下顎歯の歯軸と平行で，歯の中央をとおり，根尖方向を向いているため，全歯根膜で咬合力を負担できます．

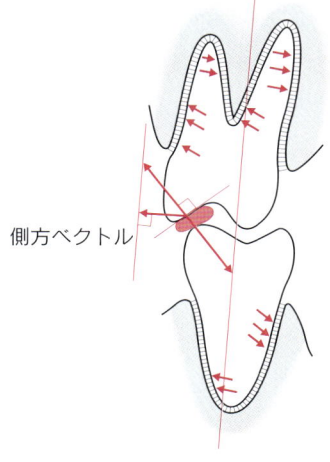

斜面途中の破砕では，食塊にある程度の咬合力しか加えることができない

　大きな側方ベクトルが発生すると，歯根膜内の圧受容器が異常な圧を感知し，フィードバック機構が働き，反射的に閉口運動を中止し，開口します．

■図 15　最大咬合力の加えられる咬合面の範囲と咬合面傾斜角度■

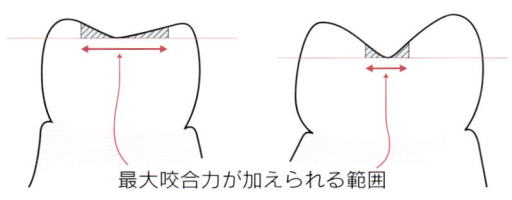

最大咬合力が加えられる範囲

　咬合面傾斜角度が大きくなると，最大咬合力の加えられる範囲は小さくなります．

ここで起こる骨破壊は，炎症などによって引き起こされる破壊ではありません．この現象を利用したのが歯列矯正治療です．矯正治療では，移動させようとする歯にゴムバンドなどを用いて一定の力を加え，力の加わった部分に骨破壊を起こして歯を移動させるものです．歯の移動が完了したら，そこで歯を固定することによって過剰な力が加わらなくなり，破壊が止まります．そのため骨芽細胞による再生機能が優勢となり，もとの堅固な歯槽骨に戻り，歯は安定します．

　身体の骨では，重力が適度な刺激になって骨のリモデリングが活性化されるように，毎日の咀嚼においても歯根膜を介して骨に適度な生理的咬合力が加わり，これが顎骨のリモデリングを活性化していると考えられます．しかし許容できる限度以上の咬合力が少しずつ加わることによって骨破壊が再生よりも優性となり，歯根周辺の骨破壊が進むことがあります．矯正治療ではわずか100 g の力を歯に持続して加えることによって移動が起こるといわれています．側方ベクトルでは瞬時に kg レベルの圧がかかります．したがってこの側方ベクトルがいかに大きな力であるかが理解できます．

　骨の再生機能は年齢によって異なります．若年者であれば再生機能も旺盛で，少々の破壊があっても修復も活発であるため，若年者の咬合性外傷はほとんどみられません．

　骨破壊は咬合力から発生する側方ベクトルの大きさに比例するため，年齢とは関係がないといえます．しかし再生機能には個体差はあるものの年齢によって異なり，増齢とともに衰えるのが一般的です．高齢になるに従い破壊と再生のバランスが崩れやすくなり，咬合性外傷の発生する危険性が大となるのです．したがって高齢になってから咬合面傾斜角度の大きな歯を装着することは，咬合性外傷に罹患する危険性をきわめて大きくしているといえます．

咬合面形態のもつ害作用とその回避　31

■図16　咬合性外傷発症のメカニズム■

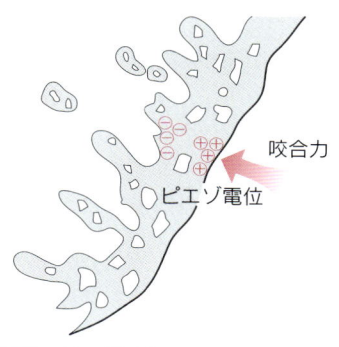

咬合力
ピエゾ電位

　骨のような硬組織の結晶構造物に，ある一点から圧が加えられると，その部が彎曲し，ここにピエゾ電位が発生します．

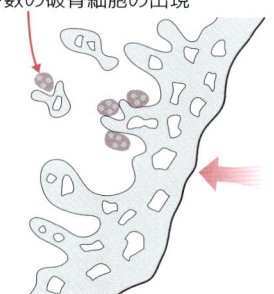

多数の破骨細胞の出現

　骨では常に破壊と再生を繰り返すリモデリングが行われています．
ピエゾ電位の刺激作用からはじまるいくつかの過程をへて，破骨細胞が多く出現するようになり，再生よりも破壊が優性となります．
　これが歯根周囲で起こると，咬合性外傷が発症します．

図 17 に咬合性外傷の典型と思われるケースの 1 例を示します．この疾患の骨吸収の特徴は，まず 1 本の歯の周囲で骨吸収が大きくみられる部分と，そうでない部分とが混在していることです．咬合性外傷の臨床像は，次章で詳しく説明します．

咬耗は，咬合性外傷の発生を防止する

近頃，高齢にもかかわらず咬合面形態の隆盛な歯が装着されている患者さんをよく拝見することがあります．図 18 に示すのもその 1 例です．この患者さんの臼歯部には，高価な陶材焼付冠が装着されていました．年齢は 59 歳です．訴えによると，食事がよくかめないとのこと．とくに右側ではまったく食事ができないそうです．この患者さんの歯の咬合面は傾斜角度が大きくつけられ，外見的にはそれこそすばらしい歯が入っています．しかし患者さんにとって食事が満足にできないという不満は，このような高価な治療をまったく意味のないものにしているのです．

この患者さんに行った治療は，小臼歯から大臼歯まで，上顎歯では咬合面形態の修正（おもに頬側咬頭内斜面の削合）と，下顎臼歯の咬合面へのコンポジットレジンの添加です．そして上顎舌側咬頭のみを下顎咬合面に咬合させるようにしました．それによって咀嚼ができるようになった状態を図 19 に示します．これをみると下顎歯の咬合面はフラットで高齢者の咬合面形態です．この患者さんの咬合を上下顎の断面でみると，図 20 に示すように上顎歯の舌側咬頭が下顎歯の咬合面の中央に咬合接触しています．下顎歯の咬合面がフラットになっていることから，咬合ベクトルはすべて歯軸の根尖方向に向いていることになります．この咬合様式をリンガライズドオクルージョンといいます．

リンガライズドオクルージョンでは側方ベクトルの発生はほとんどなく，咬合力を全歯根膜で負担できることになります．そのため，かなりの咬合力が発揮できるようになるのです．

■図17　咬合性外傷のエックス線写真像■

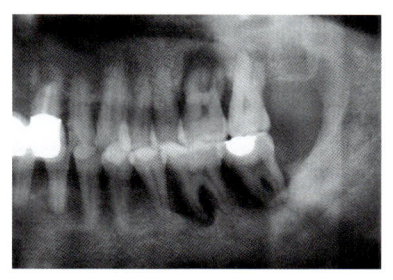

咬合性外傷のエックス線写真の特徴は，1本の歯の周りで骨吸収の大きい部と，それほどではない部が混在することです．

■図18　咀嚼のたびに発生する側方ベクトル■

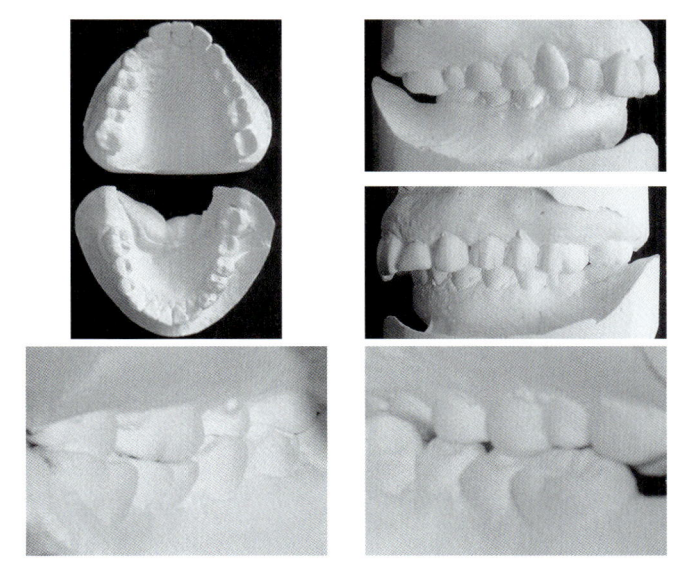

この患者さんは一見，咬合に問題はないように思われます．しかし咀嚼がうまくできないと訴えています．とくに右側ではまったく食事ができないそうです．

原因は咬合面傾斜角度が大きくつけられているためです．咀嚼のたびに側方ベクトルが発生し，違和感や痛みを感じるのです．

本来は，若いときから毎日の咀嚼によって自然にエナメル質はすり減り，平坦な咬合面へと歯冠形態が整えられていきます．その結果としてリンガライズドオクルージョンの咬合となり，咬合性外傷の発生が自然に防止されていくのです．しかし現代の日本では甘いものが氾濫し，むし歯が多く，若年の頃から金属性の歯冠修復物が装着されています．このようなケースでは咬耗による咬合面の変化が起こりにくく，加えて食事の軟食化からますます咬耗が起こりにくくなっているのです．これが現代の口腔事情ではないでしょうか．

　このような現状では，年齢に相応して人為的に咬合面の形態を修正するしか咬合性外傷の発生を防止したり治療する手立てはありません．

■食片圧入は
1歯対2歯咬合のために発生することがある

　1歯対2歯咬合は臼歯排列の完成にとってかけがえのない咬合関係であることを話しました．しかしこの1歯対2歯咬合もその咬合ゆえに重大な副作用をもっています．それは隣接面への野菜や食肉などの繊維の圧入です．食事中にこれらの繊維が歯間へ挟まるのは不愉快であるばかりでなく，歯周疾患の危険もあり，必ず治しておかなければならない問題です．

　食片圧入は，**図21**に示すように，V字型の谷のようになっている隣接面に対合歯の咬頭が入り込むために起こりやすくなるのです．また，どちらか一方の歯を抜去してそのまま放置すると，対合している歯が挺出し，**図22**のエックス線写真に示すような挺出状態になった場合などでは，第一大臼歯と第二大臼歯のあいだに食片圧入がよく起こるようになります．

咬合面形態のもつ害作用とその回避　35

■図19　治　療■

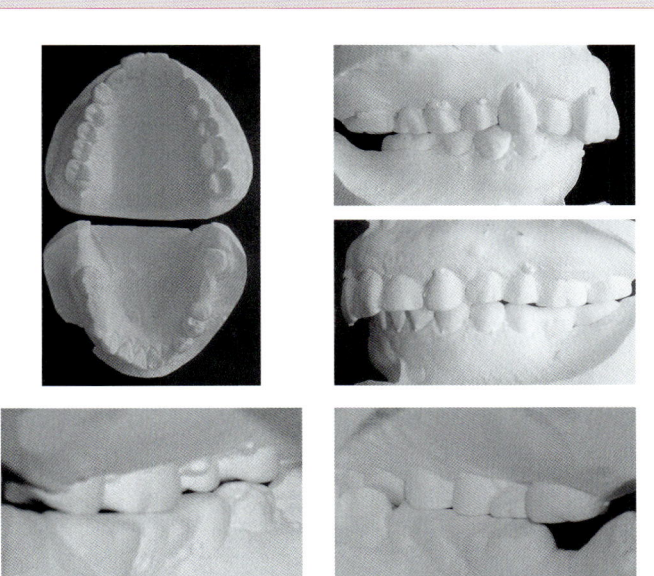

　まず下顎臼歯咬合面に光重合レジン添加を行い，上顎臼歯の頬側咬頭内斜面を削合します．そして上顎舌側咬頭のみを下顎の咬合面に咬合させるように調整します．

■図20　リンガライズドオクルージョン■

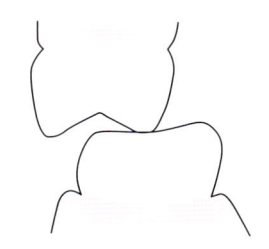

　下顎臼歯咬合面中央に，上顎臼歯の舌側咬頭のみを咬合させる様式です．

食片圧入を起こさない形態とは
どのようなものか

　あるとき技工士さんと食片圧入の話になったことがあります．彼らは歯冠修復物をつくるとき隣接面をきつくつくるように求められることが，ときどきあるとのことでした．その理由は，食片が歯間に挟まらないようにするためだそうです．しかしこのような修復物を装着された患者さんにとっては，それこそ歯のあいだに物が挟まったようで非常に不愉快なものです．隣接面の接触圧を大きくしても，それは一時的なもので，挟まる原因が存在する限り，しばらくするとまた挟まるようになるのです．もちろん隣接面が緊密であるのは大切なことです．しかし歯と歯が接触し存続していくには，それなりの接触の仕方があります．隣接面は，50μm程度のコンタクトゲージがかろうじて通るほどのわずかな間隙があって，それぞれの歯は独立して存在しているのです．これを一時的にきつくしても，やがてわずかな間隙をもってお互いの歯が植立するようになります．

食片圧入の原因は
隣接面に存在するV字型の形態にある

　食片圧入の原因は，図23に示すようにV字型の谷にあります．このような形態を人工物で作製すると，必ず食片圧入が起こることになります．すなわち隣接面のV字形態が大きく開いていないとき，そして辺縁からコンタクトポイントまでの距離が深い場合には，食片圧入の危険性は大きくなります．図24に示すようにV字型が大きく開き，辺縁隆線からコンタクトポイントまでの距離が浅い場合には，食片は横方向に逃げ場があるため，隣接面への圧入が防げるのです．食片圧入を起こさないような形態に変化させていく役割をしているのが咬耗です．そして隣接面を常に緊密にする働きに歯の近心移動があります．近心移動については6章で詳しく解説します．

咬合面形態のもつ害作用とその回避　37

■図21　食片圧入■

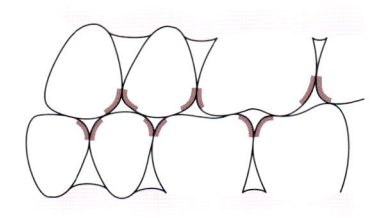

隣接面のV字型の谷には食片圧入の危険性が常に存在しています．

■図22　食片圧入の発生■

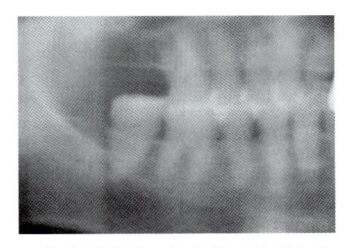

食片圧入は，抜歯後の放置から対合歯の挺出によって発生しやすくなります．

■図23　食片圧入の因子■

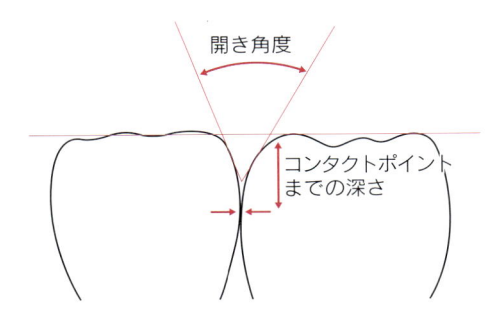

開き角度

コンタクトポイントまでの深さ

〈食片圧入を起こす2つの因子〉
- **隣接面の開き角度**
  開き角度が小さい場合には，大きく開いている場合よりも食片圧入が起こりやすくなります．
- **咬合平面からコンタクトポイントまでの深さ**
  深いほうが食片圧入が起こりやすくなります．

咬耗は,食片圧入を防止する

　食片圧入を防止するには,これまで述べたようにV字型の谷をなくすこと,コンタクトポイントを下位から上位に,すなわち咬合面近くに移動させることです.ここに咬耗の役割があります.**図 24**(上)に示すように両隣在歯の辺縁隆線の高さが同じで,かつ平坦であり,コンタクトポイントが上位にある場合には食片圧入は起こりにくくなります.このような形状になるように,咀嚼をしながら咬合面は咬耗によって整えられていくのです.さらに隣接面が生理的に緊密に接していることです.そこには自然に備わった歯の近心移動が関与することになります.

　図 24(下)に咬合面がすり減り,食片圧入が起こらないようになった例を示します.隣接している歯の辺縁隆線が平坦化してV字型の谷がなくなり,コンタクトポイントが結果的に上位,すなわち咬合面近くに移動していることがわかります.

　本章では咬合面傾斜角度のもつ害作用についてまとめてみました.この害作用のうち咬合性外傷は非常に厄介な疾患です.この疾患は,歯周疾患とも密接な関係があり,日本のような高齢社会においては今後大きな問題になると思われます.

咬合面形態のもつ害作用とその回避　39

■図24　食片圧入の解消■

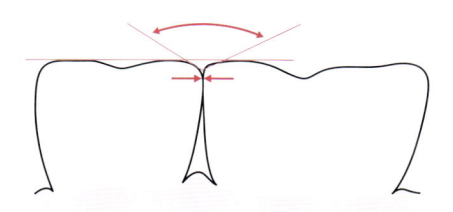

〈食片圧入を解消する2つの因子〉
●隣接面の咬合平面をフラットにする
●コンタクトポイントを，できるだけ咬合平面に近づける

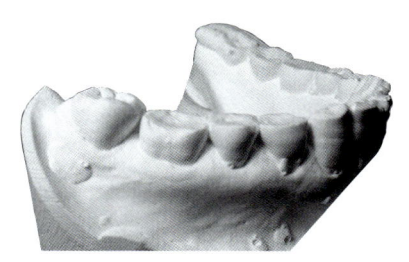

　咬耗により隣接面が平坦になり，結果的にコンタクトポイントが上位となり，食片圧入が起こらなくなった咬合面です．

4 咬合性外傷の臨床像

　咬合性外傷は咬合の狂いから発生します．咬合の狂いとは，早期接触や咬頭干渉をいっているのではありません．これらが厳密に調整されても咬合の狂いは生じます．それは咬合斜面の途中に食片が存在し，そこに 50 kg を超える咬合力が作用すると，その位置から側方ベクトルが発生して歯をゆするようになるのが咬合の狂いです．毎日の食事のたびに歯がゆすられることから，やがて歯周囲の歯槽骨が破壊されます．これが咬合性外傷です．そしてこの疾患はやがて歯周疾患へと移行するのです．

　衛生士による日々の患者さんの定期健診時には，この咬合性外傷を診査することが重要な項目になります．単にブラッシング指導や，PMTC（Professional Mechanical Tooth Cleaning）による歯の清掃を行うだけでは，真の口腔衛生管理とはいえません．

　本章では，咬合性外傷の臨床像について詳しく解説したいと思います．

エックス線写真像の特徴

　咬合性外傷のエックス線写真像の特長は，3 期に分けられます．

初期の咬合性外傷

　咬合性外傷のごく初期には，図 25 に示すようにエックス線写

咬合性外傷の臨床像　41

■図25　ごく初期の咬合性外傷のエックス線写真像■

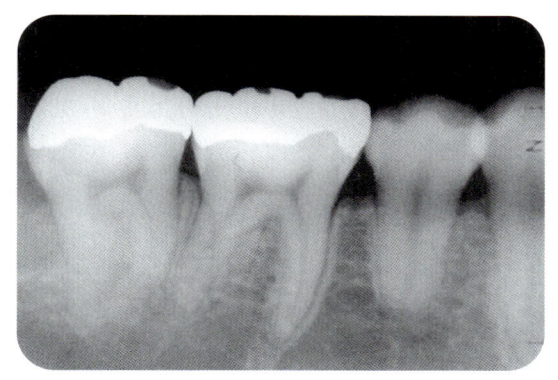

ごく初期の咬合性外傷では，所見は現れません．

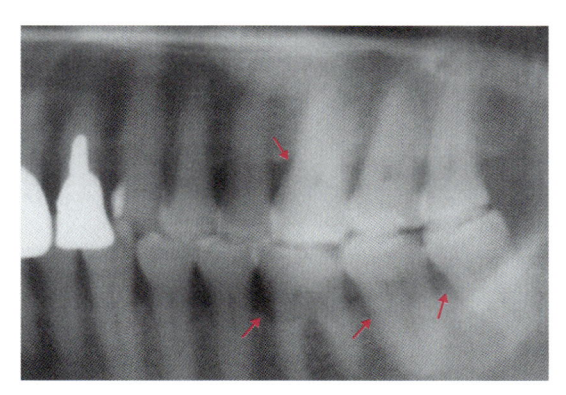

初期の咬合性外傷では，歯頸部にくさび状の骨吸収像を示します．

真像ではまったく変化がみられないか，わずかな変化しかみられません．上の写真は 24 歳の女性の患者さんで，デンタルエックス線写真像にはまったく所見がみられません．初期でも少し進行すると，下の写真のように歯頸部にくさび状の骨欠損がみられるようになります．

このような時期の臨床症状としては，何かをかんだときに一過性にズキッという咬合痛を感じることがあります．この咬合痛は常に発生するわけではなく，なにかの拍子に感じるという程度です．痛みは上顎か下顎かの区別やどの歯であるかは，はじめは特定するのがむずかしいようです．しかし注意してかんでもらうと，上下顎の区別さらにはどの歯であるかの特定までできるようになります．

患者さんによっては咬合痛のないまま重症に進行することもあれば，知覚過敏の症状が現れることもあります．

第 1 次咬合性外傷

初期の咬合性外傷を放置すると，エックス線写真像では，**図 26** に示すように第 1 次咬合性外傷の所見を示すようになります．

この時期における咬合性外傷のエックス線写真像は，根の近心側か遠心側の歯槽骨に骨の破壊像を示すのが特徴です．図では 4| の近心側歯槽骨に破壊像がみられます．この 4| の骨破壊の位置と歯軸の傾斜から判断すると，咀嚼時に遠心から近心方向に咬合力が働いていることがわかります．

臨床所見では歯に動揺がみられ，咀嚼しようとしても硬いものがほとんどかめない状態になっています．この時期の病態は，歯列矯正時の歯の移動中と同じ状態といえます．したがって化膿性の炎症症状はみられません．

第 2 次咬合性外傷

これがさらに進行すると，**図 27** に示す |6 のように，近心根では完全な骨の破壊吸収像がみられるようになります．このような

咬合性外傷の臨床像　43

■図26　第1次咬合性外傷のエックス線写真像■

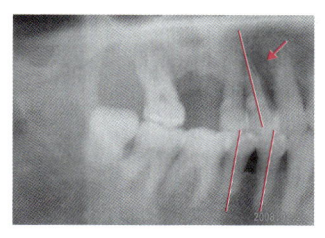

4| の近心側壁に骨の破壊像がみられます．

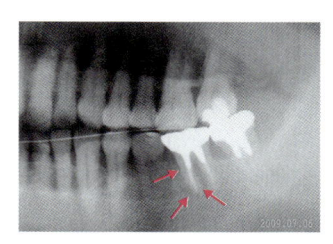

|6 の近心根周囲に骨の破壊像がみられます．

■図27　第2次咬合性外傷のエックス線写真像■

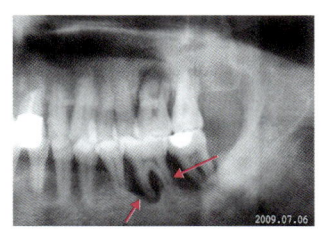

|6 の近心根は全周にわたって骨の破壊吸収像がみられます．しかし遠心根周囲の骨は破壊されずに残っています．

|7 の全周にわたって骨の破壊吸収像がみられます．

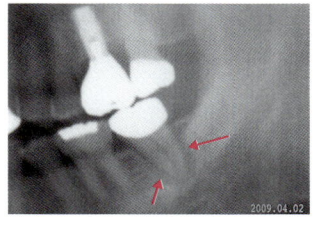

エックス線写真像は，第2次咬合性外傷といわれます．

さらに6に注目してください．近心根では根尖まで骨の破壊吸収像がみられるのに，遠心根周囲の骨では大部分が破壊されずに残っています．これが咬合性外傷の特徴です．この時期になると歯肉に細菌感染が起こり，慢性の化膿性炎症が存在するようになります．すなわち局所ながら歯周疾患に移行しているのです．

■咬合性外傷との鑑別を要する疾患

咬合性外傷のエックス線写真像と似たような像を示し，鑑別診断を要するのが歯根破折です．歯根破折の像は，図28に示すように咬合性外傷と似ています．これを鑑別することが大切です．

最後に，咬合性外傷のエックス線写真像と臨床症状の特徴を一覧にしたものを図29に示します．また歯根破折と咬合性外傷の鑑別診断についてまとめたものを図30に示します．

■図28　7 近心根の歯根破折のエックス線写真像■

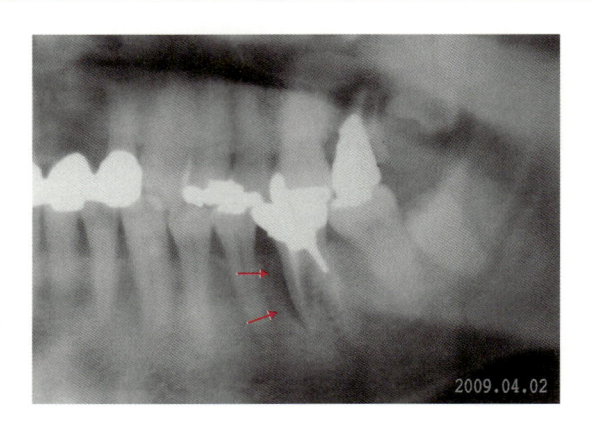

図29　咬合性外傷の特徴

エックス線写真像の特徴
1　ごく初期では，写真上に変化は出現しない．
2　初期では，近心ないし遠心の歯頸部に，くさび状の骨破壊像がみられる．
3　復根歯では，根によって骨破壊吸収の程度が異なる．
4　1歯ないし数歯に限局した骨破壊吸収像である．
5　上下顎の対合歯で比較すると，いずれかの骨破壊吸収像が重症である．

臨床症状の特徴
1　ほかの歯より，わずかな動揺がみられる．
2　咀嚼時，咬合痛や知覚過敏を伴う場合と伴わない場合がある．
3　臼歯部唇面にクラックがみられることがある（下顎臼歯に多い）．
4　上顎小臼歯の唇側歯頸部にアブフラクションがみられることがある．
5　無痛性の歯肉腫脹を伴うことがある（このとき反対側で咀嚼し，安静にしていると腫脹は消退する）．
6　さらに進行すると，慢性化膿性炎となり，ときどき急性炎症を伴うようになる．

図30　歯根破折と咬合性外傷の鑑別診断の要点

歯根破折との鑑別の要点
1　破折の初期では，
　　根の近遠心いずれか1側に骨吸収のみられることが多い．
2　破折では，歯頸部に垂直性の吸収像はみられない．
3　破折では，対合歯の骨吸収像はみられない．
4　破折では，いきなり急性の化膿性炎として現れる．

5 咬合平面の形状とその意味

　本章では，個々の歯の問題ではなく，馬蹄形をなす歯列弓を1つの単位と考え，その形状のもつ意味について考えてみたいと思います．

■ モンソンの8インチ球面は，咬合平面の基本形

　モンソンの8インチ球面とは，図31に示すように「下顎の全歯の咬頭は，篩骨鶏冠付近に中心点をもつ直径8インチ（20.4 cm）の球面に接する」とモンソン博士が提唱したことによります．この8インチ球面を側面からみるとスピーの彎曲になり，正面からみるとウィルソンの彎曲になります．

　上顎歯で形成される8インチの凸球面と下顎歯で形成される凹球面が，ぴったり合わさって前後左右に自由に動ける形態にこそ，咬合の理想的な動きがあると考えるのは自然ではないでしょうか．

　咀嚼時にすりつぶし様運動として動く下顎歯の移動量は，左右1 cm程度でしょう．このあいだ上下顎の歯，とくに臼歯部全歯が接してスムーズに動くことによって，すりつぶし運動は十分その機能をはたすことができるのです．

　それぞれの歯は8インチ球面に接するように萌出が完了し，こ

咬合平面の形状とその意味　47

図31　モンソンの8インチ球面

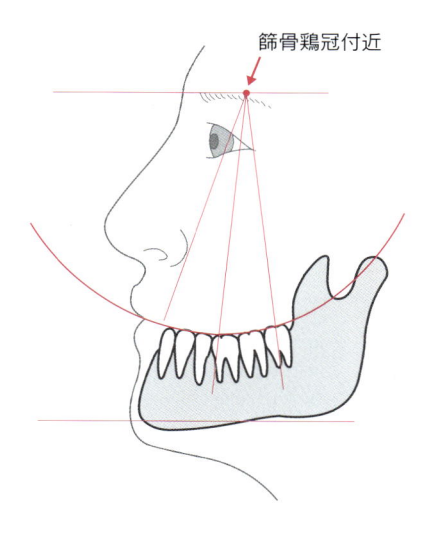

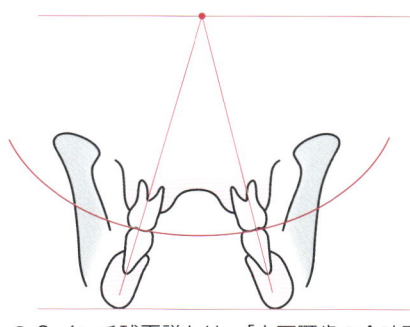

篩骨鶏冠付近

　モンソンの8インチ球面説とは,「上下顎歯の全咬頭は,篩骨鶏冠付近に中心点をもつ直径8インチ（20.4 cm）の球面に接する」とする説です.

れが咀嚼によって咬耗され，よりスムーズな球面に近づき咬合がさらに安定することになります．上下顎の球面が安定して接することは，顎関節においても安定を保つことになります．これらのことは日常の生活をとおして，ごく自然にかたちづくられていきます．

このように自然に備わった形態に反して，咬合平面を人為的につくっても，咀嚼運動をするうえにおいては，決して自然ではないのです．しかし人には自転車を乗りこなせるような器用さがあります．たとえ不自然な咬合平面や，年齢不相応な形態の歯が装着されても，その直後は多少不自由でもそれはそれとして受け止め，そのなかで最善の顎の動きで咀嚼を行うようになります．なぜなら生命を維持する唯一のエネルギー供給源が食物の摂取にあり，食欲は本能だからです．しかしどんなに適応しようとしても不自然な咬合にはストレスが残ります．その限界を超えた状態が1つの症状として現れるのが顎関節症かもしれません．

スピーの彎曲は咀嚼運動の円滑化と歯の近心移動を促す

スピーの彎曲とは，図32に示すように，第二小臼歯と第一大臼歯あたりを最下点とした下凸曲線です．

スピーの彎曲が形成される仕組は，下顎骨自体が多少凹彎しているので，下顎歯列はおのずと凹彎になります．また上顎の歯槽骨は凸彎のかたちをしているので，顎堤の形態的な特徴から自然にスピーの彎曲がかたちづくられていくものと考えられます．

なぜスピーの彎曲が必要なのか

第一の理由は，食塊の破砕やすりつぶしを行う咀嚼運動の円滑化のためです．咀嚼を行う主体となる歯は，最も咬合力を発揮できる第一大臼歯や第二大臼歯です．これらの歯は大きな咬合面を有しているため咀嚼効率がよく，下顎歯では2根，上顎歯では3根を有し，咀嚼に関与する咬筋や内側翼突筋がこの大臼歯の側面

咬合平面の形状とその意味 49

図32 スピーの彎曲

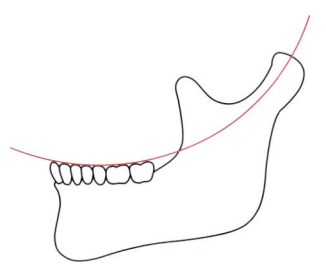

スピーの彎曲はモンソンの8インチ球面を側面からみたものです．咬頭を連ねた曲線は凹彎を示し，その延長線は下顎頭に達します．

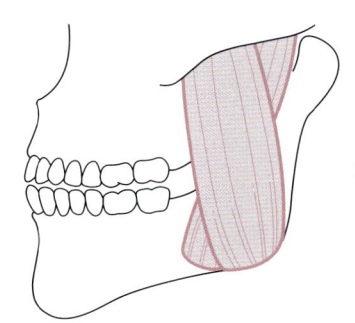

咬筋や内側翼突筋に最も近い大臼歯が最大の咬合力を発揮します．

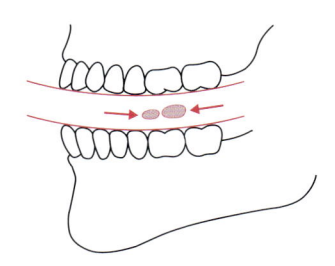

スピーの彎曲は，第一大臼歯あたりを最下点とした彎曲です．
したがって咀嚼時には，ここに食片が集まりやすくなります．

に存在するため，大きな咬合力を発揮できるのです．したがってここに食物を置いて咀嚼するとき最も効率のよい作業ができることになります．またスピーの彎曲の最下点が第一大臼歯付近にあるので，重力の作用によってこの付近に食片が集まりやすく，またすりつぶし様運動の繰り返し作業において，口腔底や前底に落ちた食片を咬合面上に押し上げるのに都合のよい形状なのです．

　第二に，開口時に顎間距離を一定に保つ役割があります．どういうことかというと，**図 33**に示すように顎関節から歯列までのあいだに下顎枝があり，下顎枝と歯列は側方からみるとL字型になっています．もし咬合平面が水平であったとすると，下顎頭の回転運動だけによる開口では，前歯と最後臼歯とでは開口度が違います．しかしスピーの彎曲をしていることと，下顎頭の前下方への移動によって最後臼歯でも，一定の顎間距離が保たれるのです．このことは咀嚼運動のしやすさと大きな関係をもつことになります．

　第三に，歯の近心移動に関与していることです．歯の近心移動については6章で詳しく説明します．

　このようにスピーの彎曲はわずかな彎曲ですが，咀嚼運動を行ううえで大きな意味をもっています．

咬合平面の形状とその意味　51

■図 33　スピーの彎曲の役割■

→犬歯から最後臼歯までの顎間距離を一定にする．
→歯の近心移動に関与する．
→咬合を安定させる．

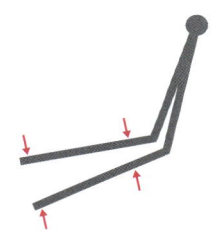

咬合平面が直線の場合は，前歯部と臼歯部で離開度が異なります．

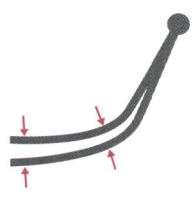

スピーの彎曲が付与されていることによって，前歯部と臼歯部での離開度の差が少なくなります．

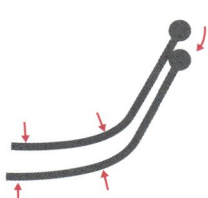

ここに下顎頭の前下方移動が加わることによって，離開度の差がより少なくなります．

ウィルソンの彎曲は側方運動の安定をはかる

　ウィルソンの彎曲とは，上下顎の大臼歯が咬合した状態を正面からみた場合に，図 34 に示すように下凸の曲線をいいます．

なぜウィルソンの彎曲ができるのか

　下顎骨には，下顎を動かす咬筋や内側翼突筋の付着部が下顎角部の外と内にあります．また開口や顎の後退に作用する顎舌骨筋，オトガイ舌骨筋や顎二腹筋などの付着部があり，これらの筋肉の伸縮と下顎の動きがお互いに障害しないように，下顎骨自体が内側に少し傾いた形態をしています．そのため下顎の歯はウィルソンの彎曲のかたちを自然にとるように多少内方に傾斜して萌出してきます．一方，上顎の顎堤は丸みをもっているので，下顎の歯と咬合した上顎の歯は，自然に下凸したウィルソンの彎曲の形態となります．

　ウィルソンの彎曲は，図からもわかるように，歯の側方滑走運動をするにはきわめて都合のよい形態といえます．歯軸が内方に傾斜している咬合状態とともに，側方滑走運動で非作業側の下顎頭が前下方に移動することは，咀嚼運動によって咬合面が咬耗するにしたがい 8 インチ球面に近づくことになります．ウィルソンの彎曲を示すように萌出した上下顎歯が，年齢を重ねるにつれて，咬耗によってよりモンソンの 8 インチ球面に近づき，すりつぶし運動を行うのに非常に安定した咬合状態を示すようになります．

　モンソンの 8 インチ球面を正面からみるとウィルソンの彎曲となり，側面からみるとスピーの彎曲となります．なぜわざわざこのような彎曲を有さなければならないのでしょうか．それは，これまで説明したように咀嚼の円滑化のためです．これらはわずかな彎曲ですが，そのもつ意味は非常に大きいのです．

咬合平面の形状とその意味 53

■図34 ウィルソンの彎曲■

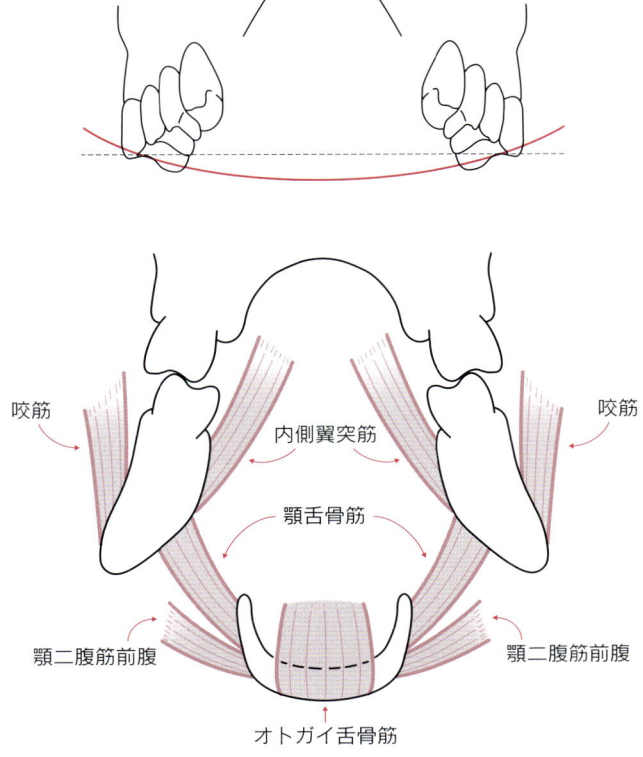

咬筋
内側翼突筋
咬筋
顎舌骨筋
顎二腹筋前腹
顎二腹筋前腹
オトガイ舌骨筋

　下顎の内方傾斜は，下顎に付着する咀嚼筋の動きが，開閉口の際に障害を受けないようにするためです．

6 隣在歯の関係

　本章では，隣接する歯や対向する歯がどのような関係を有しているか，そしてそれが咬合とどのようなつながりをもつかについて考えてみたいと思います．

■ 歯の近心移動は，スピーの彎曲から発生する

　ある歯を抜去しそのまま放置すると，その欠損部に隣接する歯が傾斜するのは，よく知られた現象です．したがってタイトルは近心移動としましたが，正確には近心傾斜としたほうが正しいのかもしれません．そこで本書では，以後近心傾斜と記します．

歯の近心傾斜はなぜ起こるのか

　近心傾斜は自然に起こる現象ではなく，そこにはたしかな理由が存在します．それを理解することは，この現象の防止につながるだけでなく，食片圧入の問題を防ぐことにもなります．

　それでは近心傾斜のメカニズムについて考えてみたいと思います．第一の因子は，大臼歯の萌出方向です．**図35**にその典型と思われるエックス線写真を示します．上下顎第一・第二大臼歯の萌出方向をみてください．それらの歯軸はわずかに近心傾斜して咬合しています．そこでこの大臼歯の咬合面に咬合力が加わることを考えてみましょう．そうすると上下顎の大臼歯はわずかな近

隣在歯の関係 55

■図 35 歯の近心移動（歯軸方向に原因するもの）■

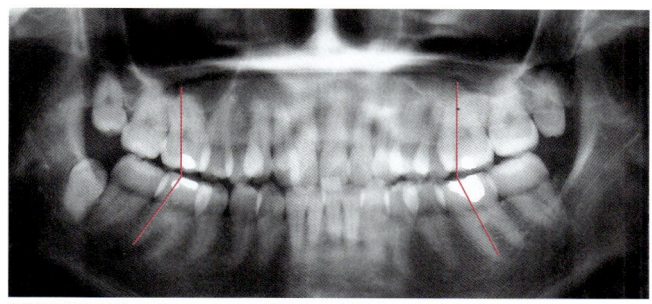

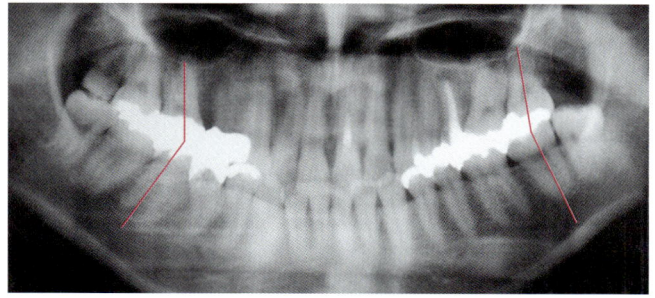

　写真をみると，上下顎大臼歯の歯軸がわずかに近心傾斜して咬合しています．そのため咬合するたびに大臼歯を近心に傾斜させようとする力が働きます（ただしパノラマエックス線写真では，歯軸の角度関係は位置づけによって変化するので，絶対的なものではありません）．

心傾斜のために近心に振られる力が発生します．この力によってわずかに傾斜した歯は，前方に傾斜させられます．これが歯の近心傾斜を促す力の1つです．

　第二の因子は，歯そのものの形態に起因するものです．**図36**に抜去歯の模型を側方からみたものを示します．歯根は遠心方向に必ず彎曲しています．この根彎曲の意味するものは，咬合面に垂直に加わった咬合力でも，歯自身は近心に振られやすいということです．さらに大臼歯の咬合面をみてみましょう．図に示すように大臼歯の咬合面は近心半部が遠心半部より優勢なかたちとなっています．この咬合面に均等に圧が加わったとすると，近心には遠心よりも大きな力が入ることになります．したがって大臼歯の咬合面形態によっても近心に微妙に移動させられる力が働くことになります．これらの作用によって，下顎大臼歯からはじまる近心傾斜の力は下顎歯だけでなく上顎歯にも伝えられ，上顎歯もその形態から近心傾斜が働き，これらの力が一緒になって前方に伝えられていきます．そしてこの近心傾斜の動きは咀嚼時の咬合のたびに発生します．

　それでは，なぜこのような動きが必要なのでしょうか．それは隣接部が点から面となって，隣接面が開離することへの対応です．萌出直後の歯同士は点接触しています．しかし毎日の咬合のたびに歯は個々に上下前後左右に微小な動きをしています．これによって接触点は摩耗し接触面となります．すると，ここにわずかな隙間が生じます．これを補正し，つねに歯同士を接触させないと，食片が挟まることになります．このように近心傾斜の現象は，正常な隣接面を維持するためには，なくてはならない動きであり，この動きが毎日の咀嚼によって生まれているのです．

■対合歯の欠損などによる歯の挺出のもつ意味

　上下顎いずれかの第二大臼歯を抜去し，そのまま放置すると，

隣在歯の関係　57

■図36　歯の近心移動（歯の形態に原因するもの）■

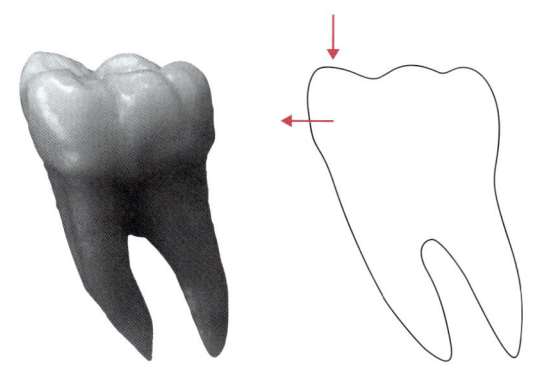

1本の歯でも根は遠心に彎曲しています．したがって咬合すると，近心に振られる力が働きます．

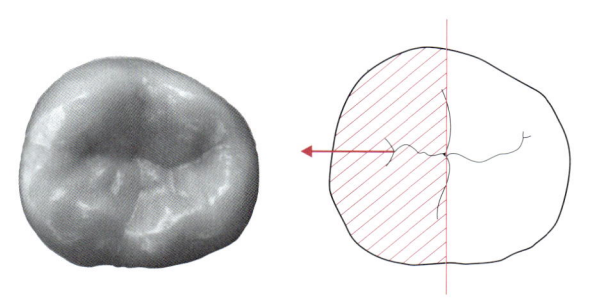

咬合面の形態は，近心半部が遠心半部よりも大きな面積を有しています．このことからも近心に傾斜させる力が働きます．

対顎の第二大臼歯が歯列よりも挺出する現象は日常よく目にすることです．この挺出の現象をよく観察すると，**図37**に示すように，歯のみが歯槽骨から排出されるように挺出する場合と，歯槽骨を伴って挺出しているように見受けられる場合とがあります．前者は下顎で，後者は上顎でよくみられるようですが，絶対的なものではありません．

歯の挺出という現象は何のために起こるのか

　それは個々の歯で咬耗や破折が起こることがあるため，常に正常な咬合関係を維持するためである，とすることに異論を唱える人はいないと思います．

　歯には生まれながらにしてそのような性質が存在するといわれます．それでは前歯はなぜ挺出しないのでしょうか．会合などでの雑談で，挺出の原因は重力の影響だという人がいます．たしかに上顎の歯の挺出で歯槽骨を伴った挺出がみられる場合は重力の影響もうなずけます．しかし下顎の歯の挺出はそれでは説明ができません．また別に，隣在歯の咬合圧迫による周辺の挙上であるとする意見もあります．この意見も一理ありますが，歯のみの挺出の説明には無理があるようです．これらは雑談の域を出ませんが，論文などでは歯根膜靭帯線維の改造と，歯根膜靭帯を構成する線維芽細胞自身の収縮による働きと考えられているようです．

　この現象の解明は，挺出の害作用を防止できるだけでなく，歯が歯槽骨内に存在する本質の解明から，インプラントによる治療の臨床的意義の解明になると思うのです．

　本章では，隣在歯の関係と題して，隣り合った歯のもつ性質について考えてみました．ここで扱った2つの事項は，いわば正常な歯列弓を維持するためには，どうしても具備しなければならない現象であるように思われます．

　歯の挺出がもたらす有益な効果については，どなたも異論はないと思いますが，その原因についてはよくわかっていません．

隣在歯の関係　59

■図37　歯の挺出■

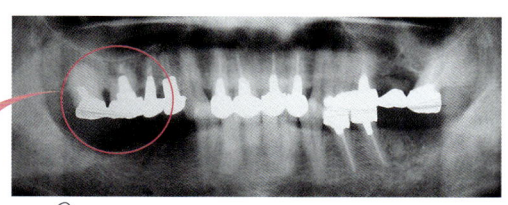

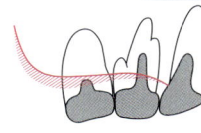

歯槽骨を伴って挺出したように思われるケース（7 6│部）．

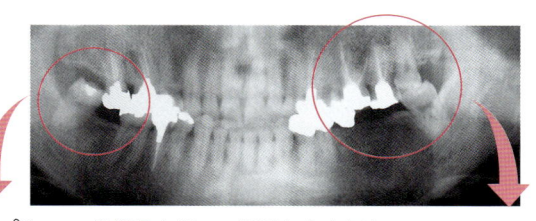

歯槽骨を伴って挺出したと思われるケース（8│6 7 部）．

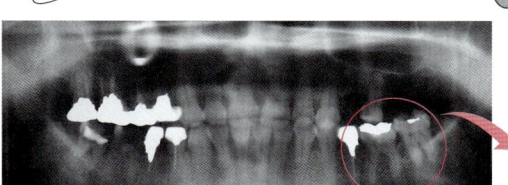

歯（│7）のみの挺出と思われるケース．

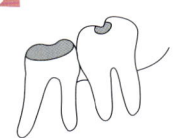

　歯の挺出は，歯のみではなく，歯槽骨も伴って挺出しているように思われるケースと，歯のみが挺出しているケースが見受けられます．

7 顎関節の形態とその機能

　本章では，顎関節の形態と機能について考えてみたいと思います．

顎関節は咬合力に耐える構造ではない

　顎関節は**図 38**に示すように，下顎窩とその中に入る下顎頭，その間に介在する関節円板，これらをくるむ関節包より成り立っています．円板の前方は外側翼突筋が付着し，後方は結合組織です．また関節包の外側は頰骨弓と下顎頭に付着する外側靭帯で，それによって下顎頭の動きが制限されています．下顎頭の大きさは幅 1 cm，長さ 1.5 cm，高さ 1 cm 程度です．顎関節が身体のほかの関節と多少異なる点は，そこに付着している筋肉の位置です．筋肉の種類についてはのちほど解説しますが，これらの筋肉はすべて関節頭より前方についています．咬合力は，普通の人の大臼歯 1 本で 400N（≒ 40 kg，以後単に kg で表す），スポーツ選手などでは 100 kg を超えるほどの大きなものです．このように大きな咬合力は，上下顎の左右 2 本ずつの大臼歯と，それに作用する筋肉の働きによって発揮できるのです．この咬合力を顎関節で負担するとしたらどうでしょうか．

　身体に存在するほかの関節をみてみましょう．股関節や膝関節

顎関節の形態とその機能　61

■図 38　顎関節の構造■

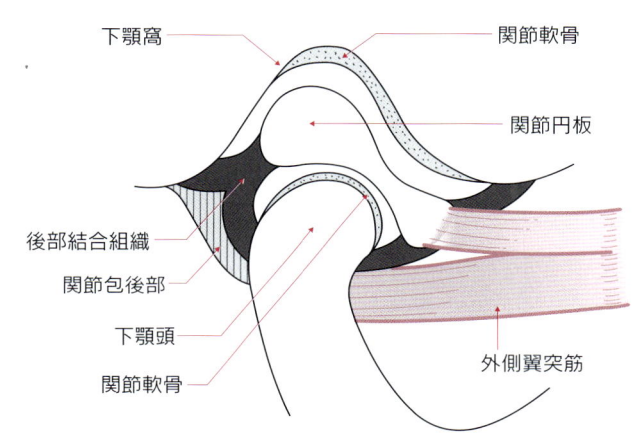

　下顎頭頸部前方と関節円板には外側翼突筋が付着し，さらに咬筋，側頭筋の線維が関節円板に入り込んでいます．

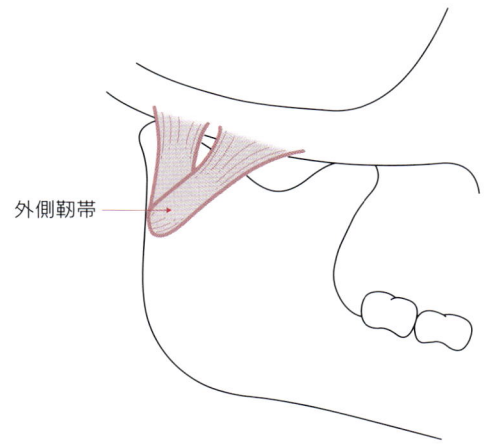

　外側靭帯は，下顎窩内に下顎頭が安定した位置を保つための働きをしています．

などは体重を支えなければならないので，自重に耐えるように大きな形態をしています．膝関節を例にあげると，子どもでも約4×5cmの大きさがあります．この大きさがあって，ようやく30〜40kgの体重を支えることができるのです．もし顎関節が咬合力の40kg程度を支えなければならないとしたら，膝関節に近い大きさが必要になるのではないでしょうか．

顎関節はなぜ小さくつくられているのか

　顎関節には力がまったく加わっていないことと，顎関節が微妙な動きをするためと考えられます．このことを筋肉の付着部とその伸縮方向からみてみましょう．

　図39に示すように，下顎骨の外側に存在する咬筋は下顎角と頬骨弓に付着して，顎関節よりも前方に位置し，伸縮方向は前上方に向いています．内側翼突筋は下顎角の内側面と蝶形骨翼状突起内面に付着して，伸縮方向は咬筋と同様に前上方です．さらに，側頭筋は筋突起と側頭骨の側面に付着して，口を閉じると前歯部を上方にもち上げる働きをします．これらの大きな筋肉は，顎関節よりも前方に位置したところで作用することになります．

　そこでこれらの筋肉の収縮力を最も的確な位置で咬合力に変えることができるのが，咬筋と内側翼突筋に最も近く，その間にある大臼歯です．咀嚼筋が最大の収縮力を発揮し，これを咬合力として，力学的に無駄なく食塊に加えることができるのが大臼歯です．そして，咬合力を受け止める唯一の組織が歯根膜です．もしこれらの力が顎関節を支点にして食塊に加えられるのであれば，顎関節に大きな力が加わることになります．そのような力には，このように小さな顎関節ではとても耐えられないでしょう．顎関節に咬合力が加わらないのは，下顎骨のL型形状と筋付着の位置の関係です．そして咬合力のすべてが歯根膜で受け止められているのです．

顎関節の形態とその機能　63

■図39　咀嚼筋（閉口筋）■

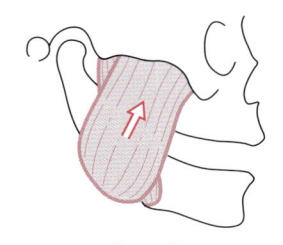

咬　筋
前上方に収縮します．

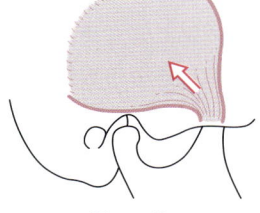

側頭筋
後上方に収縮します．

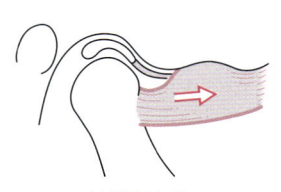

外側翼突筋
前方に収縮します．

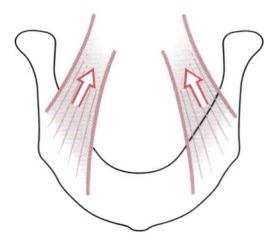

内側翼突筋
咬筋と同じく前上方に収縮します．

　大きな咀嚼筋の強大な収縮力は大臼歯を介して食塊に加えられ，その咬合力は歯根膜で受け止められます．もしその力を顎関節で負担するとなると，膝関節のような大きな関節でなければ受け止められないでしょう．したがって小さな顎関節には咬合力はまったくかかっていません．

咀嚼時の顎関節はまったく自由な動きをする

　下顎頭は下顎窩の凹彎状になった凹みの中にあります．そしてこの凹みの中でわずかな範囲ですが，自由に前後左右の移動や回転を行うことができます．咀嚼運動は，破砕運動とすりつぶし運動からなっているとされています．破砕運動にかかわる顎や歯の動きについてはのちに説明することにします．すりつぶし運動と関連する運動に側方滑走運動があります．

側方滑走運動時の下顎頭の動き

　側方滑走運動は，作業側では下顎の頬側咬頭が上顎頬側咬頭内斜面に沿って，滑りながら咬頭嵌合位までかみ込む行為とされています．この下顎の歯の動きは**図 40** に示すように，たかだか左右半歯程度の横移動で十分です．この動きをするための下顎頭の動きは，作業側では回転，非作業側では前方移動となります．では回転の角度は何度くらいになるのでしょうか．図に示すように1〜2 度程度でしょう．

　非作業側の前方移動ではどうでしょう．これも図に示すように2〜3 mm の移動で十分可能となるのです．このとき作業側の下顎頭に回転とともにわずかな後方移動が加わると，非作業側の前方移動はさらに少ない移動量ですむことになります．運動時の下顎頭は，作業側でわずかな回転と後方移動，非作業側ではわずかな前方移動の動きをしているにすぎないことになります．この動きの範囲内で，下顎窩内の下顎頭は自由に回転と移動を行っているのです．非作業側の下顎頭がわずかに前下方へ移動すると，非作業側の無用な咬頭干渉をさけることになります．

顎関節の形態とその機能　65

■図40　咀嚼時の下顎頭の動き■

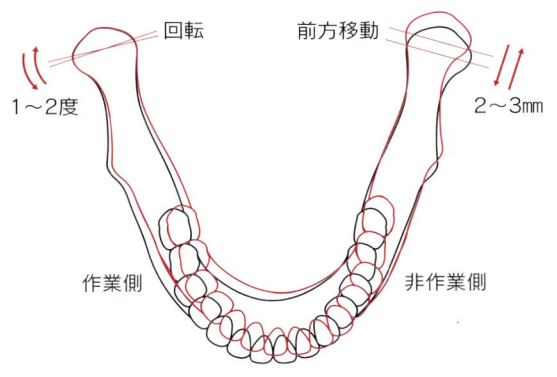

回転　　　　前方移動
1〜2度　　　　　　　2〜3mm

作業側　　　　　　　非作業側

　作業側の下顎頭は1〜2度の回転，非作業側の下顎頭は2〜3 mmの前方移動を行うだけで，すりつぶし運動が行われます．

■下顎頭の前下方への移動は
■大臼歯部の歯間距離を大きくするため

　開口度が大きくなるにつれて，下顎頭は下顎窩の前壁に沿って前下方に移動します．大きな開口に際して，なぜこのような動きをする必要があるのでしょうか．それは大臼歯部の顎間距離を十分確保するためです．もし前下方への移動が行われず，図41に示すように下顎頭の回転運動だけで開口を行うと，どうなるでしょう．3横指程度の大きな開口では下顎角はかなり後方に移動しなければなりません．さらに問題は下顎に付着する筋肉です．開口によって，咬筋や内側翼突筋などは，筋束の前方と後方では筋線維の引き伸ばされ方が異なります．これでは，かみ込みをしようとしても大きな力を発揮することはできません．

　次に下顎骨と舌骨に付着し，下顎の安定や後退の作用をするオトガイ舌骨筋や顎二腹筋，さらに開口に関与する舌骨下筋群の動きをみてみましょう．これらの筋肉も，関節の回転運動だけで開口しようとすると，開口の程度によって，その伸縮は不自然な動きにならざるを得ないのです．咀嚼運動のように微妙な動きが要求される場合には，このように不自然な筋肉の伸縮では決してスムーズな運動ができるとは思えません．

　それでは開口時に下顎頭を前下方に移動してみましょう．図42に示すように開口の方向と咬筋や内側翼突筋の伸縮方向は，筋線維の走行と同じ方向になります．また胸骨舌骨筋や甲状舌骨筋，胸骨甲状筋などの舌骨下筋群も，開閉口時の顎の動きと同じ方向に伸縮できることになります．したがって開閉口時に下顎頭が前下方に移動するのは，開閉口に関与する筋肉の伸縮に最も適した動きであるといえます．

　さらに前下方への下顎頭の移動によってもたらされる最大の効果は，5章でも説明したように大臼歯の顎間距離が大きく確保されることです．大臼歯が最大咬合力を発揮できることから，ここ

顎関節の形態とその機能 67

■図 41 下顎頭の回転だけで開口させた場合■

咀嚼筋の伸展と収縮がばらばらになります．

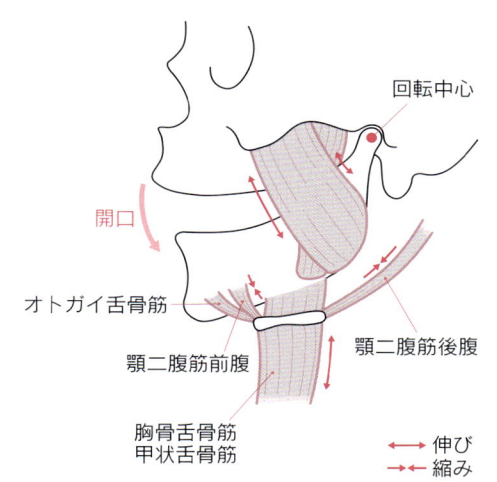

咬筋や内側翼突筋などの筋肉の前方と後方とで引き伸ばされる度合いが異なります．

回転のみで開口させようとすると，その働きをする筋肉はオトガイ舌骨筋や顎二腹筋などです．しかしこれらの筋肉の収縮だけでは大きく開口することはできません．

回転中心
開口
オトガイ舌骨筋
顎二腹筋前腹
顎二腹筋後腹
胸骨舌骨筋
甲状舌骨筋
←→ 伸び
→← 縮み

■図 42 下顎頭の前下方移動を伴う開口■

咀嚼筋の伸展と収縮が一致します．

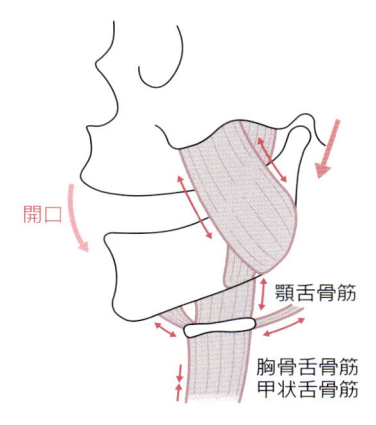

大きく開口すると，下顎頭が前方に移動します．その意味するものとして，次のことがあげられます．
●臼歯部の顎間距離が大きく得られます．
●咀嚼筋のうち閉口筋である咬筋や内側翼突筋，開口筋である胸骨舌骨筋，甲状舌骨筋などの筋線維の走行方向と，開閉口を行うときの筋の収縮方向とが同一となり，咀嚼運動をスムーズに行うことができます．

開口
顎舌骨筋
胸骨舌骨筋
甲状舌骨筋

で最初の破砕運動が行われるのです．このような条件をみたすために，下顎頭は開口時に前下方に移動するのです．

■咬合高径の急激な低下や挙上を行うと どんなことが起こるのか

　咬合高径は，これまでに記載したように永久歯列の完成とともに確立されます．そしてその後は咬耗や加齢による変化に対応しながら，わずかな低下はきたすものの，個人固有の高径として大きく変化することなく存続することになります．しかしこの高径にも多少の自由度があり，そのあいだの変化には十分順応するだけの適応能があります．また永久歯を少しずつ喪失し，最後には無歯顎になり咬合高径がまったく変わっても，その変化と顎関節の適応がうまく合致すると，顎関節になんの異常もきたすことはありません．というより，ほとんどのケースは，このように顎関節に支障をきたすことなく無歯顎に移行しているのです．

　しかしはっきりした理由はわかりませんが，突然顎関節に異常をきたすことがあります．著者自身そのような事例に遭遇したことがあります．次にその事例を紹介し，顎関節異常と咬合高径の問題について考えてみたいと思います．

　今から30数年前のことです．60歳代の男性が来院しました．主訴は，食事ができないため入れ歯をつくってほしいとのことでした．残存歯ははっきり記憶にありませんが，唯一確かなことは図43に示すように，下顎右側第二小臼歯と6本の前歯，すなわち $\overline{5\ 3\mid\overline{}3}$ の残存でした．上顎の状態ははっきり記憶していませんが，下顎第二小臼歯と咬合していたと記憶しています．この小臼歯のエックス線写真では根尖まで骨の吸収がみられ，とても保存できる状態ではありませんでした．患者さんは入れ歯を希望していることから，印象後うかつにも，その日に抜歯をしてしまいました．さて翌週の局部床義歯装着の日に，患者さんから顎関節の痛みを訴えられたのです．痛みはどちら側だったか定かでは

顎関節の形態とその機能　69

■図 43　咬合高径の急激な低下■

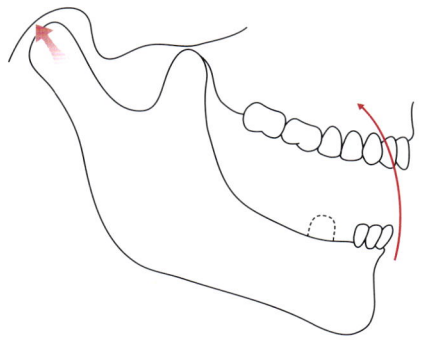

　患者さんは 60 歳代の男性で，図のような $\overline{5\ 3}\!+\!\overline{3}$ の残存状態でした．$\overline{5|}$ の残存により，かろうじて咬合高径を維持していたのでしょう．

　局部床義歯を希望されていたので印象と同時に保存不可能な $\overline{5|}$ を抜去しました．

　1 週間後再来院時，患者さんから顎関節の疼痛を訴えられました．突然の $\overline{5|}$ の抜去により咬合高径を失い，顎関節に異常をきたしたのは間違いない事実です．

ありません．当時は大学を卒業してまだ年数も浅く，顎関節症に対する臨床経験もなく，とりあえず局部床義歯を装着して経過をみることにしました．しかし開閉口時の疼痛が依然として存在したため，その後局床部義歯の咬合挙上を行ってはみたものの，いっこうに改善がみられませんでした．そのうちに患者さんは来院しなくなりました．おそらく顎関節症が治ったのではなく，あんな所に行ってもらちがあかないと思われ転医されたのでしょう．下顎第二小臼歯は動揺していて，対合歯と触れるだけでも痛かったと思うのですが，今から思えば，それでも咬合高径を確保していたのです．それをうかつにも抜歯したため突然咬合高径を失い，顎関節に異常をきたしたことは確かでした．このような場合は，義歯の装着日に抜歯すべきだったと，今でも後悔しています．

このように突然咬合高径を失ったことによって，顎関節に異常をきたすことがあることを著者は身をもって体験しました．ではなぜこのようなケースで顎関節に異常が発生するのか，そのことについてコステン博士は，下顎頭による下顎窩後壁の圧迫が原因であると説明しています．

咬合高径の挙上

次に咬合高径の挙上について考えてみたいと思います．顎関節症の患者さんには一般的にスプリントの装着が行われています．スプリントを装着すると，**図44**に示すように，その厚さの分だけ咬合が挙上されることになります．またスタビリゼーション型のスプリントでは，全歯の咬頭が均等にスプリントと咬合することになります．その結果として顎関節ならびに咀嚼筋の安静をはかることができます．ここにスプリントの目的があるようです．

ここで疑問が生じます．それはスプリントの厚さです．いったい何ミリの厚さにすればよいのでしょうか．おそらくこの回答の根底になるのは，下顎安静位と中心咬合位のあいだに安静空隙が存在するので，その厚さと考えることができます．しかしこの咬

顎関節の形態とその機能　71

■図44　スプリントの適正な厚さとは■

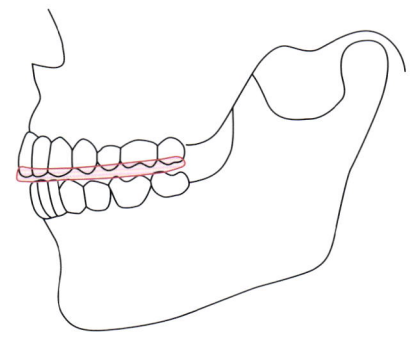

　顎関節症の患者さんにスプリントが用いられる目的は何でしょうか？　スタビリゼーション型のスプリントでは，顎関節ならびに咀嚼筋の安静をはかることにあります．

　ではスプリントの厚さは，どの程度にすべきなのでしょうか．そしてその理由は？

　疼痛を伴う顎関節症では，スプリントの厚さは安静空隙幅内にすべきです．

　それはなぜでしょうか．詳しくは11章，中心位と中心咬合位を参照してください．

合挙上の程度に関しては，あまり問題視されていないのが現状ではないでしょうか．

あるとき，こんな患者さんに遭遇しました．63歳の女性で，下顎は $\overline{75\mathbf{+}48}$ の残存歯ですが， $\overline{75|48}$ は残根上義歯で，上顎は一部にブリッジが装着されているものの義歯の装着はありませんでした．

$\overline{7-5|4-7}$ の局部床義歯が装着されていたのですが，その義歯は**図 45** に示すようなもので，明らかに正常な咬合高径よりもかなり挙上されたものでした．この患者さんは肩こり，片側頭痛，腰痛，顎関節の異常などを訴え某歯科医院を訪れたところ，図のような義歯を装着されたそうです．その後この外観的な醜さに加え，会話，咀嚼，さらには唾液のコントロールもままならないため，かみ合わせが高いと訴えたそうですが，これでよいといわれ，日常もこの義歯を装着して，食事もするように指示されたそうです．患者さんによると，この義歯を装着しても，それまでの症状はいっこうに改善されないばかりか，かえって悪化し，精神的に追い込まれて，うつ状態に陥ってしまったとのことでした．

ここに紹介したケースは，咬合高径の挙上や低下のほんの一例です．これだけでその是非の評価はできませんが，無神経で無用な挙上や低下は，患者さんにとってよい結果をもたらすとは決して思われません．咬合高径の急激な低下による悪影響については，大多数の歯科医師の意見は一致するでしょう．しかし咬合高径の挙上に関しては見解の分かれるところです．咬合挙上が治療としてどんな意味をもつのか，スプリントを装着することがその後の治療にどのように結びついていくのか，などについては 11 章で著者の考えを述べてみたいと思います．顎関節症の病因の解明がいまだ完全でない状態では，安易な度を超えた挙上に効果があるとはとうてい思えません．

顎関節の形態とその機能　73

図45　咬合高径の挙上

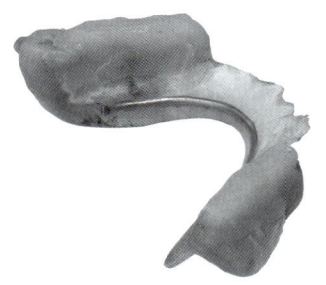

　患者さんは63歳の女性です．
　肩こり，偏頭痛，顎関節の異常を訴え某歯科医院を訪れたところ，図のような局部床義歯を装着されました．
　この義歯で日常生活も食事も行うように指示されたそうです．

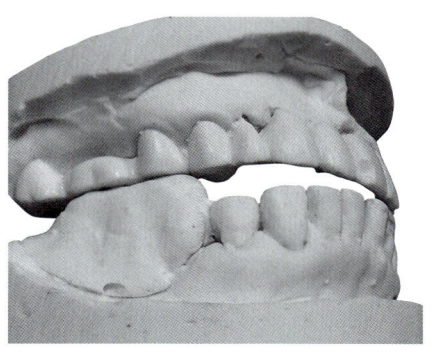

　義歯を装着しても，それまでの症状は改善されないばかりか，かえって悪化し，精神的に追い込まれてしまったとのことでした．
　患者さんの本来固有の咬合高径を極端に挙上することは，決して意味のあることとは思えません．

8 咀嚼とは

　咀嚼の目的は，まず食物が喉をとおるだけの細かさに切断され，さらにこれらが細かくかみ砕かれ，まんべんなく唾液と混合されることです．

　日常の臨床では，食塊をより細かくすることが咀嚼であると考え，咬頭や隆線の豊かな咬合面が，いわゆる「よくかめる」との思いから，このような咬合面形態が重んじられているように見受けられます．しかしこれは明らかな間違いです．極論をいうと，咀嚼とは，喉をとおるだけの大きさに食物をかみ砕くことで，それにかなう大きさの食片であれば，そのまま飲み込んでも生命を維持するエネルギーが得られるということです．

　忘年会のシーズンになるとホームや道路に食べ物を戻したものをみかけることがあります．よくみると，うどんのようなもので2〜3 cm，米粒などはほとんどそのままのかたちです．すなわち，よくかんだようでも胃に入る米粒が粥状になることはなく，ほとんどその原型をとどめています．固い食片であるピーナッツのようなものは多少細かく粉砕されていますが，それでも砂のように細かくなっていることはありません．

　要するに，よくかまないことで病気になることはありません．病気になるとしたら，それはよくかまないために食事時間が短く

なり，食欲中枢を満足させるのに必要な時間を待つあいだに過食に陥ることです．そしてその結果発生する肥満であり，肥満によって引き起こされる生活習慣病によるものです．すなわち，よくかんで食べることの第一の目的は，食事時間を長くすることで満腹感が得られ，小食になるということです．

「よくかむこと」と「よくかめること」

　よくかむことは意識下で行うことができる行為ですが，よくかめることは本来歯の咬合によって得られる感覚です．そこには歯根膜内の圧受容器から送られてくる信号と，咀嚼筋によって加えられる咬合力とのバランスにより，満足できる咬合力が食塊に加わっている感覚が，よくかめるということです．そしてこの咬合力が大きいほど，よくかめる感触を得ることができるのです．また無歯顎の人では，咬合力に対し義歯床下粘膜の耐圧が大きければ大きいほど，よくかめる感覚が得られ，食事に対する満足感が得られるのです．したがって食物が，ある咀嚼回数でどれだけ細かくなったかが，よくかめるということではないのです．よくかむことによって，いくらでも細かくできるのです．また小さい咬合力で食品の破砕やすりつぶし運動ができることが，よくかめることと誤解されています．これまで述べたように，歯に加えられる咬合力の大きさによって，よくかめるという実感を得るのであって，小さい咬合力で食品が破砕できることが，よくかめるということではないのです．

　よくかむことは，食片を細かくするだけでなく，唾液との混合もよくなるため吸収効率があがり，消化器系や循環器系の活動も活性化されるのです．このことは，もちろん生体にとって好ましいことであり，生命の維持には重要であることにおいて異論はありません．繰り返しになりますが，よくかむという行為は食塊を細かくすることであるとの考えから，たとえば胃の弱い人はよくかまないから胃が悪くなると一義的に考えるのは間違いです．よ

くかまないことと諸器官の機能を低下させることとは直接関係するものではないのです．しかしよくかめない歯でよくかもうとすると，かめないためのイライラに加えて，現代社会のストレスから胃を悪くすることがあるのかも知れません．よくかむことによって顎の運動量が多くなることから，先ほども述べたように頭頸部の血行がよくなり，また食事への満足感から精神的な安定へとつながり，これが諸器官の機能の活性化につながると考えることができます．近年，よくかむことによって咀嚼筋内から視床下部への刺激物質が血中に放出されるということを耳にすることがあります．これから研究が進むと，さらに多くの事柄が咀嚼と関連して明らかになると考えられます．

　近頃美食ブームとかで，テレビ番組で，レポーターが旅館やホテル，有名な飲食店を訪問し，食事をする光景を目にすることがあります．よくみていると，レポーターのなかには2〜3回かんだだけで飲み込んでしまう人がいます．そして「これはやわらかくジューシィで，かめばかむほど味がでますね」などとコメントしています．あんなに少ない咀嚼回数でよくもいえたものだと思うことがあるのですが，本人はそれで結構満足しているのです．

　それでは咀嚼回数を多くすること，すなわちよくかむことはどこからくるのでしょうか．意識して咀嚼回数を多くすることはできます．しかしその場合，日頃咀嚼回数の少ない人，私自身がそうですが，一口ごとに無理やり30回もかもうとすると，まったく食事がおいしくないのです．自然に咀嚼回数を多くすることはできないものだろうかと，ときどき思うことがあります．もちろん図46に示すように，よくかめる歯でよくかむことが理想であることは疑いの余地はありません．ここに咬合面形態や歯列弓形状が関与しているという話は聞いたことがないのですが，なんらかのかかわりがあるように思えてなりません．

■図 46 「よくかめること」と「よくかむこと」■

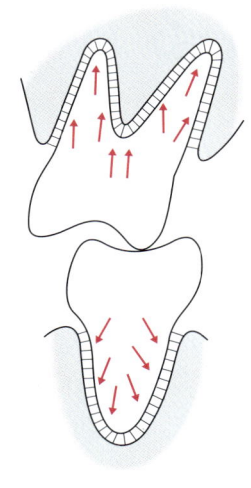

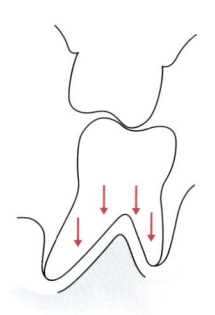

◆よくかめること◆

　天然歯であれば咬合力を十分食塊に加えることができることです．

　咬合力は歯根膜の全面から歯槽骨に加わり，その圧に十分耐えることで「よくかめる」という感覚を得るのです．

　咬合力を全歯根膜で均等に負担することで，咬合力とバランスのとれる歯根膜の耐圧組織が形成されるのです．

　義歯においては床下粘膜に均等に咬合力が加わり，十分な咬合力に耐え得ることが「よくかめる」義歯といえます．

　小さな咬合力で食塊を破砕できることが「よくかめる」ということではありません．

◆よくかむこと◆

　この行為は意識下でも行うことができます．図のような義歯であっても「よくかむこと」によって食塊は細かく粉砕され，唾液と混合されて吸収効率があがります．

　また「よくかむこと」によって諸器官の機能も活性化されるようです．

　「よくかめる」歯があってはじめて「よくかむこと」ができるのではないでしょうか．

　ぐらぐら動く歯では決してよくかむことはできません．

9 咀嚼時の歯の動き（顎運動）は咬合面で決定される

　7章で顎関節には力が加わらない構造になっていることを説明しました．この顎関節に力が加わらないことと，歯の動き（顎運動）とは，どうかかわりあっているのでしょうか．たとえばドアの蝶番を考えてみましょう．蝶番にはドアの自重がすべてかかります．そしてその動きは完全に蝶番でコントロールされ，運動は回転運動しかできません．膝関節は自重をささえながら，一方向だけの回転運動をしています．それでも自重をささえながら運動するためには，それなりの大きさが必要です．それでは股関節はどうでしょうか．股関節は膝関節より上位にあり，関節にかかる自重は多少小さいのですが，膝関節よりも複雑な動きをします．したがってより強固でなければなりません．そこで膝関節より少し大きく，複雑なかたちをしています．このように関節に加わる力に対し，関節がそれを支えなければならない場合には，相応の大きな形態が必要になります．

　顎関節の下顎頭は下顎についていて，下顎窩内にぶら下がっているため，顎関節自体に自重の負担がかかることはありません．しかし，ひとたび咬合すると，1本の歯で50kgを超えるような咬合力が発生します．これだけの力を小さな顎関節で負担することはできません．大きな咬合力は**図47**からもわかるように，す

咀嚼時の歯の動き（顎運動）は咬合面で決定される 79

■図47 咀嚼運動時の顎関節■

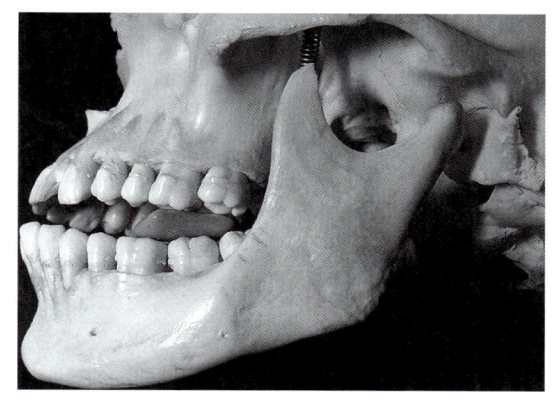

咀嚼運動時には，下顎頭は前下方に移動しています．
したがって顎関節に咬合力が加わることはありません．
咬合力は歯根膜で負担されます．

べて歯根膜で負担されます．

咀嚼運動についてもう一度考えてみると

まず破砕運動時には，食塊を歯のあいだに介在させ，破砕します．このときの力は歯を介して食塊に加わります．下顎頭は下顎窩内の中央から前下方に移動した状態にあります．したがってここでの咬合力は，図の下顎頭の位置からみても，関節に力が加わり，関節がその力を負担することはありません．

次に食片のすりつぶし運動に入ります．この運動は，上下顎歯がほとんど接触するほど近づいた状態で行われます．しかしこの場合でも咬合力は上下顎歯で負担します．したがってすべて咬合力は歯根膜負担であり，顎関節にはなんら力が加わるものではありません．つまり咀嚼運動時に発生する咬合力は，すべて歯根膜で負担していることになります．

そこでドアの蝶番についてもう一度考えてみましょう．**図 48**に示すようにドアの自重を支えているのは蝶番であり，その蝶番がドアの運動をコントロールしています．すなわち荷重を負担する部分が動きをコントロールしているのです．顎関節について考えてみると，咀嚼運動時の歯に加わる咬合力に対する負担は，顎関節ではありません．顎関節は下顎頭の過剰な動きを制限するくらいで，これは関節というよりも，顎関節についている靱帯や筋肉によって制限されているのです．この場合でも顎関節に力が加わることはないでしょう．顎関節が咬合力を負担する状態ではないとすると，顎関節には歯や顎の動きをコントロールする能力はまったくないのです．

咀嚼時の歯の動き（顎運動）は咬合面で決定される

■図48 下顎歯の動きをコントロールするもの■

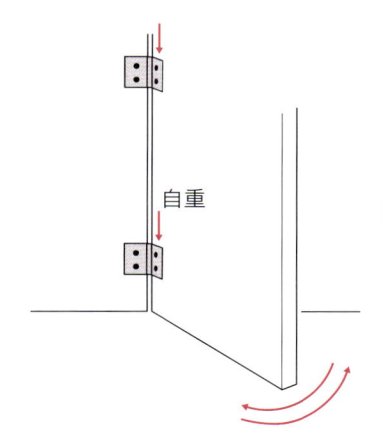

自重

　ドアの蝶番にはドアの自重がかかります．
　この蝶番がドアの動きをコントロールしています．

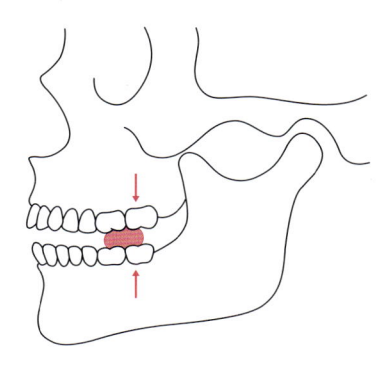

　咀嚼時の咬合力は上下顎の咬合面に加わりながら滑走します．
　したがって下顎歯の動き（顎運動）をコントロールしているのは咬合面です．
　顎関節に力が加わることはなく，まったく自由な存在です．

咬合力が加わっているあいだの歯の動きは
どこでコントロールされているのか

　それは，これまでの説明でおわかりのように，咬合力の加わっている咬合面そのものです．すなわち力の加わっている部分が動きをコントロールすることが，最も理にかなっているのです．

　図 49 に示すように，下顎の歯と顎は，咬合面の形態に沿うように咬合力を加えながら動いています．咬合面の傾斜角度が 30 度であれば，下顎歯の咬頭はその 30 度の斜面に咬合力を加えながら動きます．さらに無歯顎になると，上下顎の歯槽堤が接触しながら動くのです．

　これらすべての動きが顎関節によってコントロールされているのではないことは，これまでの説明でおわかりのことと思います．その顎の動きの変化に十分対応できるのが顎関節であり，それを可能にしているのは，小さな下顎頭で顎関節に力が加わらない構造になっているからです．したがって歯の咬合面は顎関節の形態や動きを反映したものではないのです．歯や顎の動きを決定しているのは咬合面そのものです．咬合面の形態に沿って下顎歯，すなわち下顎が動いているのです．そのため患者さんに装着する歯冠修復物の咬合面形態は，患者さんの前後の咬合面形態や年齢に即してかたちづくられるべきもので，高齢になれば当然平坦化した咬合面となるのです．

　では咀嚼時の顎運動（正確には咀嚼運動）が咬合面によってコントロールされているならば，どのような咬合関係が理想なのでしょうか．そのことについてはのちの 14 章で解説します．

図49 咀嚼運動の主役は咬合面にある

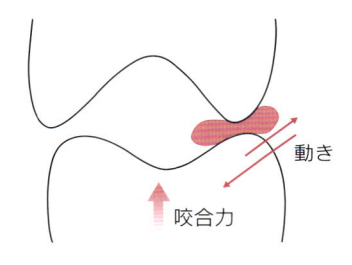

30度の斜面であれば，下顎歯はその斜面に沿って食片を介在させながら，側方滑走運動を行います．

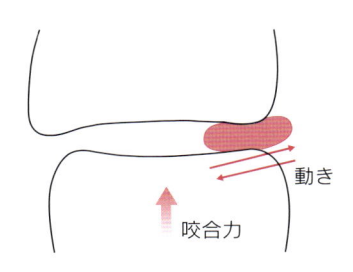

咬合面が平坦になると，平坦な面に食片を置いて，側方滑走運動を行います．

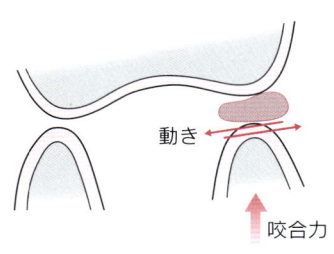

無歯顎になっても，食片を歯槽堤に置いて，同じように側方滑走運動を行います．

それぞれのかみ合わせには大きな違いがありますが，顎関節の動きは，それに適応するように，わずかの回転と前方移動によって対応しています．

10 リンガライズドオクルージョン

　リンガライズドオクルージョンとは，1970年に，パウンド博士によって全部床義歯の安定をはかるために提唱された咬合理論です．しかし著者の考えるリンガライズドオクルージョンは，パウンド博士の理論とはまったく異なります．その最大の違いは，著者の考えるリンガライズドオクルージョンは，すべての症例に適用できるとするものです．この章では著者の考えるリンガライズドオクルージョンについて詳しく解説することにします．

　リンガライズドオクルージョンとは，**図50**に示すように上顎臼歯の舌側咬頭を機能咬頭とし，これを下顎臼歯の咬合面中央に1点で咬合させるものです．下顎臼歯の頬側咬頭を上顎臼歯咬合面には咬合させません．

　リンガライズドオクルージョンでは，歯に加わった咬合力はどのような方向に向かうのでしょうか．**図51**に示すように上顎歯では咬合力は歯軸方向に向かいます．その力には3根がしっかり開いて圧を分散し，各根が均等に負担します．したがって上顎臼歯では側方ベクトルはまったく発生しません．

　一方，下顎臼歯はどうでしょうか．

　下顎臼歯の咬合面を水平とすると，その面から発生する咬合ベクトルは歯軸と一致して根尖に向かうことになります．したがっ

図50 リンガライズドオクルージョン

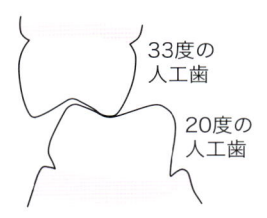

33度の人工歯
20度の人工歯

パウンドのリンガライズドオクルージョン

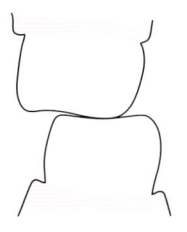

咬耗した咬合面にみられるリンガライズドオクルージョン

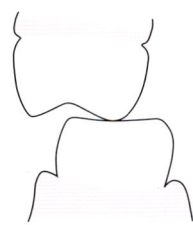

著者の提唱するリンガライズドオクルージョン

図51 リンガライズドオクルージョンにおける咬合力の方向

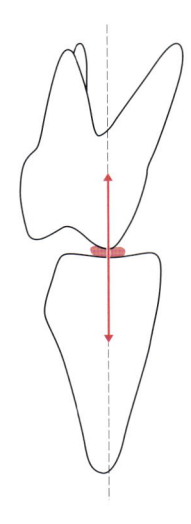

て下顎歯でも側方ベクトルの発生がまったくありません．この咬合様式は食品に最大の咬合力を加えることができるのです．

咬合面形態による側方ベクトルの比較

　咬合面が30度の傾斜角度を有する場合と，著者の提唱する水平な咬合面とについて，側方ベクトルの大きさを比較してみます．

　図52に示すように咬合面傾斜角度があると，必ず側方ベクトルが発生します．咬合力を50 kgとして咬合面傾斜角度を30度とすると，25 kgの側方ベクトルが発生します．これが歯をゆする力となるのです．

　一方，図下のように咬合面が平坦であると，同じ咬合力でも側方ベクトルは非常に小さく抑えられます．下顎咬合面を水平にしたリンガライズドオクルージョンでは側方ベクトルは2.5 kg以下で，食品が咬合面中央にあるときは0になります．

　したがって下顎歯の咬合面はほぼ水平であること，そして中心咬合位では，接触する上顎臼歯の咬頭を下顎歯の咬合面中央に咬合させることが大切です．

　この咬合によって下顎歯に加わる咬合力は全歯根に分散され，最大の咬合力が発揮できるのです．

なぜ咬合力を歯軸方向に向かわせることが理想なのか

　その答えは，咬合力が全歯根に分散され，根面の単位面積当たりに加わる咬合力負担が最低になるということです．

　さらにもう1つ重要な理由があります．それは歯根膜内の感覚受容器の分布密度です．感覚受容器は歯根の1/2より根尖方向に多く分布しています．このことは咬合力が根尖部に加えられることによって，咀嚼運動を行ううえで感覚受容器からの圧力に対する応答が十分にできることを意味します．

　咬合力を負担する歯根の形態や面積，また咬合力を感知する圧受容器の分布から考えて，咬合力学的ならびに生理学的に最も理にかなっているのはリンガライズドオクルージョンであるといえます．

図52 側方ベクトルの比較

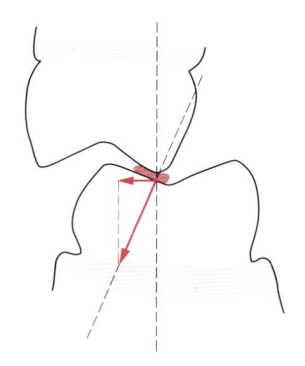

　咬合面傾斜角度30度の歯の咬合では，50 kgの咬合力に対して25 kgの側方ベクトルが発生します．

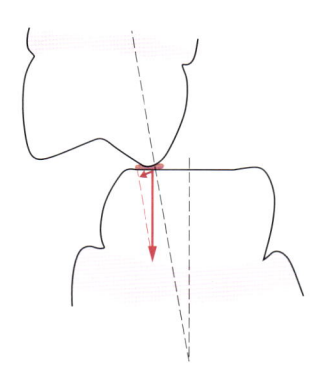

　著者の提唱する下顎を水平な咬合面としたリンガライズドオクルージョンでは，側方ベクトルを最大で2.5 kg以下におさえることができます．

11 中心位と中心咬合位

　中心位とは，GPT-8（米国歯科補綴学用語集-8）によると，「下顎頭が関節円板の最薄部とともに下顎窩の前上方に位置し，関節結節に接しているときの上下顎の位置関係である」と定義されています．

　過去，中心位という用語には多くの誤解がありました．最も誤解を招いた解釈は，下顎頭が下顎窩内の「最後退位」とする考え方です．そのため下顎を強引に後方に押しやり，その位置を蝶番運動の基準とするものです．これは生理的にかなり無理があり，絶対にやってはいけないことです．

　中心位の顎位については歴史的にも変遷があり，現在でもまだ結論は出されていません．

　このことは何を意味するのでしょうか．

　それは単に中心位の顎位だけでなく，咬合そのものが解明されていないことを物語っているのです．

中心位とは
下顎頭が下顎窩内のある1点の定まった位置ではない

　著者の中心位に対する考えは，GPT-8にあるような機械的な下顎頭と下顎窩の位置関係ではありません．顎関節の下顎頭と下顎窩の関係はきわめて曖昧で，両者はある範囲内に安定した位置が

あると考えています．すなわち下顎頭の存在位置には，ある範囲の自由度があるのです．

顎関節の回転機構は，ドアの蝶番のように物理的な緊密さはなく，きわめて曖昧な構造です．したがって中心位とは，ある限定された特定位置に下顎頭が存在することではないと考えています．

著者の考える中心位とは，「**下顎頭が下顎窩内で最も安定した位置，すなわち下顎窩内のほぼ中央に位置するところにある．そしてその位置では，咀嚼筋や靭帯が最も安定しリラックスした状態にある下顎頭と下顎窩の位置関係である**」とします．

中心位という顎位で大事なことは，単に下顎頭と下顎窩の位置ではなく，そこに咀嚼筋や靭帯との関係をどのように考えるかということです．

中心位とは
口腔内ではどのような顎位か

中心位とは，顎関節における下顎頭と下顎窩の位置関係を定義したものです．著者の定義に述べたように，咀嚼筋や靭帯が最もリラックスし安定した中心位の顎位とは，口腔内では**下顎安静位**になります．

すなわち下顎頭の最も安定した位置とは，歯は咬合をせず，咀嚼筋や靭帯がリラックスした顎位，それは下顎安静位です．その下顎頭の位置は，下顎最後退位より 0.5〜1 mm 前方になります．

下顎安静位を再現する体位とは

図53に示すように背板を70度前後にして患者を座らせ，咬合した状態で咬合平面が水平になるように按頭台を調節します．そして肘をアームレストからはずして，手をひざの上に軽く置き，咀嚼筋をはじめとして，すべての筋肉の緊張を解くようにします．

この体位は，開閉口筋だけでなく，すべての靱帯において最もリラックスした状態をとらせることができるのです．

中心咬合位とは
どのような顎位か

中心咬合位とは，下顎頭と下顎窩の位置や円板に関係なく，歯の最大咬合接触時における上下顎の位置関係です．

中心咬合位には，中心位の下顎頭と下顎窩の位置と同じ状態で咬合接触する場合と，最大咬合接触時に下顎頭が中心位の位置からずれる場合があります．このずれた中心咬合位は咬合の狂いの1つです．

中心位と中心咬合位の違いは，図54に示すように前歯部の切端間距離でわずか2～4mmの違いです．この違いを顎関節の位置関係でみると，ほとんど違いのないことがわかります．そこで「**下顎安静位から2～4mmかみ込んだ中心咬合位の顎位は，中心位の下顎頭と下顎窩の位置と変わらない**」と考えることができます．したがって「**正常な中心咬合位も中心位の顎位**」ということができます．

中心位の顎位とは

中心位とは顎関節でみた顎位です．この顎位を口腔内でみると下顎安静位から中心咬合位までの顎位になります．下顎安静位と中心咬合位の間は，安静空隙とよばれています．

中心位の顎位は，まさにこの安静空隙に相当するのです．安静空隙では，顎関節における下顎頭と下顎窩の位置関係はほとんど

図53　下顎安静位を求めるための体位

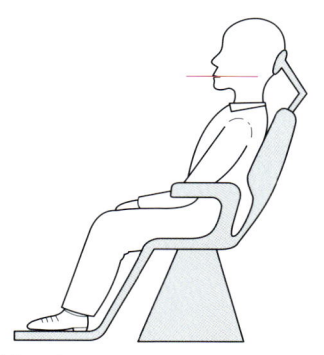

- 背板を70度前後にする．
- 咬合平面を中心咬合位で水平に保つ．
- アームレストに肘をかけず，膝の上に両手を軽く置く．
- 全身をリラックスし，とくに頬周辺の筋肉の緊張をといた状態にする．

図54　中心咬合位と下顎安静位の顎位

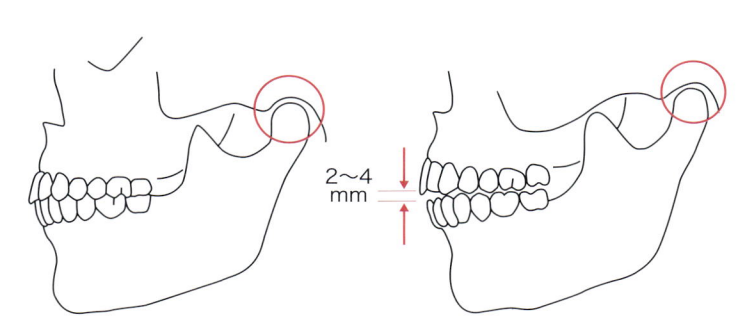

中心咬合位　　　　　　　　　下顎安静位

　中心咬合位と下顎安静位の顎位は，顎間距離で2～4mmの違いのみです．顎関節における下顎窩と下顎頭の位置には違いがありません．
　したがって両顎位は，顎関節では中心位となります．

変化がありません．そしてこの顎位では，咀嚼筋や靱帯がリラックスした状態をとることができるのです．

下顎安静位と中心咬合位の顎位は
切端間距離で 2〜4 mm の違い以外に，どこが違うのか

　下顎安静位は，「筋肉や靱帯がすべてリラックスした状態」にあります．一方，中心咬合位とは，「下顎頭と下顎窩の位置関係は中心位と変わらず靱帯はリラックスしているものの，咀嚼筋では活動がはじまっている状態」です．ここに 2 つの顎位の大きな違いがあります．

■中心位の自由度

　ロングセントリックとは，中心咬合位から前後に滑走運動をするとき，**図 55** に示すように機能咬頭が自由で水平に滑走できる範囲を対合歯の咬合面上に設けた咬合様式をいいます．ワイドセントリックとは，側方滑走運動において自由に滑走できる部分を咬合面に設けた咬合様式です．

　ドーソン博士は，ロングセントリックについて，「中心位からの自由性であって，中心位の自由性をいうのではない」といっています．

　しかしことばでいえても，現実の動きはこれをどう区別するのでしょうか．両者は同じことで中心位の自由性，すなわち中心位の顎位に変化なく，咬合面上で自由に動ける「**水平的自由度**」を有していることが，咀嚼運動上きわめて大切なのです．

中心位の水平的自由度の臨床的意義

　この自由度こそ，著者の中心位の定義と合致するものです．なぜなら**図 56** に示すように，顎関節の下顎頭と下顎窩の位置関係は緊密なものではなく，かなりルーズなものです．その顎関節のルーズさを，咬合面では水平的自由度という存在によって共有していることになるのです．

中心位と中心咬合位　93

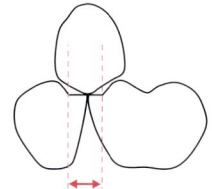

図55　ロングセントリック

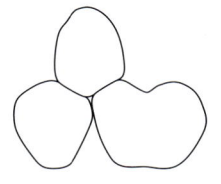

ロングセントリック　　　　**ポイントセントリック**

ロングセントリックは，ある範囲内で前後に自由に移動できる様式です．ポイントセントリックには，そのような自由度はありません．

この自由度の存在によって，咬合接触時に咀嚼筋の無用な緊張を解くことになり，結果的に咀嚼運動がスムーズにできるのです．このような自由度をもった咬合面とは，80歳の患者さん，さらにアボリジニーや縄文・弥生時代の人々にみられる咬耗した咬合面そのものです．

　咬耗した咬合面による咬合は，中心位の水平的自由度を有しているのです．ロングセントリックやワイドセントリックより，まったく遊びのないポイントセントリックが理想であるという考えもあります．しかしポイントセントリックによって咬合を構築された患者さんでは，閉塞感があると訴える方があります．著者はポイントセントリックの考えには，まったく賛成できません．水平的自由度を咬合に構築することは，自然に咬耗した咬合面を再現することであり，この咬合様式はリンガライズドオクルージョンなのです．

中心位の垂直的自由度

　これまで中心位の水平的自由度について話してきました．水平的自由度があるなら，中心位の垂直的自由度は存在するのでしょうか．

　中心位の顎位には，下顎安静位と中心咬合位があると説明しました．下顎安静位と中心咬合位のあいだは安静空隙とよばれ2〜4mmの空隙が存在します．下顎安静位と中心咬合位は下顎頭と下顎窩の位置関係は変わりなく，2つの顎位は顎関節ではともに中心位の顎位であるとしました．

　ここでおわかりのように，**中心位の垂直的自由度とは，安静空隙になるのです．**

中心位の垂直的自由度の臨床的意義

　中心位の垂直的自由度の臨床的意義とは，どこにあるのでしょうか．

　その答えは，義歯であれ天然歯であれ中心咬合位と下顎安静位

中心位と中心咬合位 95

■図56 顎関節のルーズさを
　　　咬合面の水平的自由度が共有■

水平に移動できる範囲

ロングセントリック
＝水平に移動できる範囲

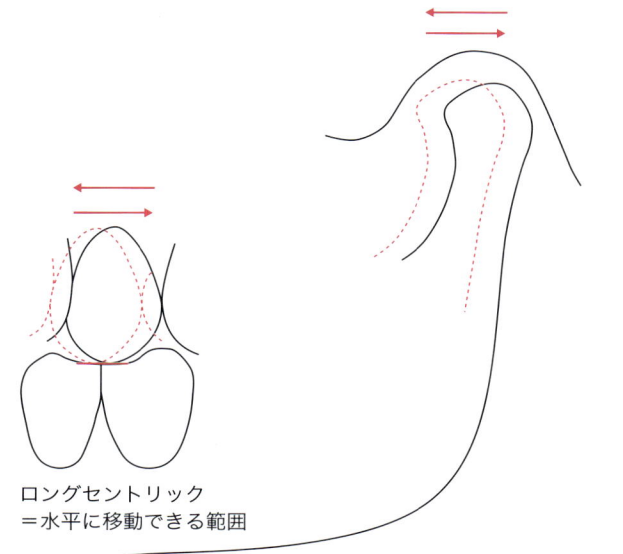

のあいだには，必ず安静空隙が存在しなければならないということです．安静空隙の存在によって咀嚼筋や靭帯の安静と安定がはかられるのです．

咬合高径の挙上

もし安静空隙(中心位の垂直的自由度)を超えて高い咬合状態で治療されたとしたら，その咬合状態からどのような不具合が発生するのでしょうか．

図 57 に示す咬合状態は，下顎安静位より咬合高径が高くなっているとします．安静空隙の存在しない咬合高径では，咀嚼筋や靭帯は引き伸ばされた状態にあり，また下顎頭は前下方に移動しています．したがって患者さんには，咀嚼筋の伸展から無意識にくいしばり，または歯ぎしりの症状が現れることがあります．なぜなら咀嚼筋は常に伸展させられているため，筋はリラックスを得ようとして，くいしばりなどによって咬合高径を下げようとするからです．

著者は，咬合高径を挙上して全顎の咬合治療を行った患者さんが，その後いつの間にか元の咬合高径に戻っていたという症例，また咬合高径を高くしたために，くいしばりや歯ぎしりをするようになったと訴えられた患者さんを経験しています．

したがって下顎安静位を超えた咬合高径の挙上は厳に慎まなければなりません．

咬合高径の低下

では咬合高径が低下すると，どのような不都合が起こるのでしょうか．

咬合高径の低下は，安静空隙を狭くすることになります．この状態は，咀嚼機能にとって決して好ましいことではないというのは想像できます．その理由は，まず咬合時に口腔内が狭くなることです．したがって本来は咀嚼がしづらいだろうと思います．しかしかなり咬合高径の低い状態で治療された患者さんが不都合を

図57 下顎安静位より高い咬合高径での咬合構築

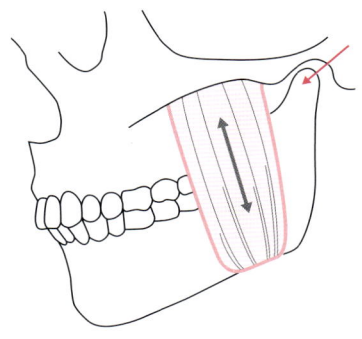

　下顎安静位より高い咬合高径で咬合が構築されると，くいしばりや歯ぎしりが発生することがあります．それは咀嚼筋が常に伸展させられているため，安静を求めてブラキシズムの症状が発生するのです．そしていつのまにか元の咬合高径まで下がります．それは歯が顎骨内に埋入させられるためです．

感じることなく食事するのをみかけます．患者さんは痛いところがなければ，とくに不都合を感じていないようです．しかしこれは比較の問題で，咬合高径の挙上によって口腔内が広くなり，より安定した咬合が構築されれば，以前の状態よりかみやすくなったことがわかるはずです．

　咬合高径の低下で気をつけなければならないのは，7章で記したように突然の低下です．**図 58** に示すように下顎頭が**下顎窩後壁を圧迫するようになること**，また中心咬合位の顎関節の下顎頭と下顎窩の位置が中心位と異なるようになるからです．このような状態の患者さんが顎関節症を発症することがあるのです．

中心位と中心咬合位の一致は，歯科治療の目的

　歯科治療では，中心位と中心咬合位に狂いが必ず発生する，そしてその狂いを突然発生させるといっても過言ではありません．

　しかし治療後，2つの顎位にずれがみられても，ほとんどの患者さんは，顎関節になんの支障もなく経過します．これを裏返すと，中心位と中心咬合位のずれには，ある許容範囲が存在すると考えられるのです．だからといって治療に際し2つの顎位をまったく無視して治療してもよいということにはなりません．

　それでは，そのずれの範囲はどの程度かについては個人差があるようですが，絶対的な数値は著者にもわかりません．

　ただいえることは，突然のずれには許容度はほとんどないと考えたほうがよいということです．治療に際し最も大切にしなければならないのは，この中心位と中心咬合位という2つの顎位です．

図58 咬合高径の低下

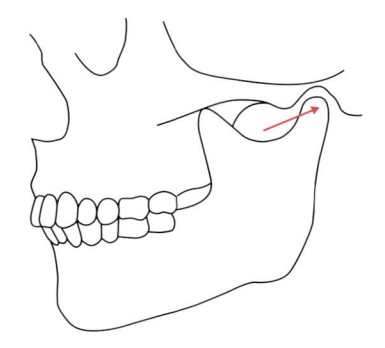

咬合高径の低下により口腔が狭くなります．そして下顎頭が下顎窩後壁を圧迫するようになります．

12 中心位への誘導

　年配の患者さんに，古い全部床義歯が合わなくなったので新装するとします．出来上がった義歯がやけに前突であったという経験をされた方があろうかと思います．その理由は，習慣性の下顎前方のかみぐせを修正しないで咬合採得を行ったためです．

義歯の咬合採得時には
顎を中心位に戻す

　このようなケースでは，義歯の咬合採得時に中心位に顎を戻す操作をしないと，なかなか正しい咬合を回復した義歯を作製することはできません．

　前方偏位のまま義歯を作製しても，決して安定した義歯にはなりません．またゴシックアーチ採取でも，患者さん自身が中心位の顎位を自覚しないと，安定したゴシックアーチがとれません．

顎関節症のスプリントは
中心位に誘導して調整する

　顎関節症の患者さんでは，スプリントの装着時に，中心位に誘導した顎位で調整しないと顎関節症はよくなりません．

　このように中心位という顎位は，歯科治療にとって最も基本となるものです．

なぜ中心位が狂うのか

　中心位と中心咬合位のずれた状態が，なぜ起こるのでしょうか．

　それは金属冠などを装着するとき，中心咬合位が中心位と一致しているか否かの診査をしないところからはじまります．もし1本の歯が低位で咬合しない状態や，中心位からずれた咬合状態で装着されたとします．その歯1本ならば装着後に問題は起こらないかもしれません．それは前後の歯で咬合が保たれているからです．しかし左右4本の大臼歯が，次々に咬合の狂った状態で人工歯冠になったらどうでしょう．

　治療後の顎は，咬合が最も安定する位置，それは最も多数歯が咬合接触する位置に移動して落ち着くことになります．ここに中心位と中心咬合位の狂った状態が発生するのです．

　これまで記載したように，咬合力は絶対的な力です．顎関節に付着する筋肉や靱帯には，中心位と中心咬合位を一致させるように下顎頭を戻す力はありません．その結果，中心位と中心咬合位が狂った状態になったまま経過するのです．

　このような患者さんに一時的に中心位を求めても，戻した位置で中心位を維持することはできません．なぜなら中心位を狂わせた原因が咬合にあるからです．これを改善しなければ中心位と中心咬合位を一致させて維持することはできません．

中心位に誘導する

　著者は中心位と中心咬合位のずれた患者さんでは，中心位を求めるのではなく，誘導するという考え方をしています．

　そして大事なことは，患者さんがその顎位を自覚し，その顎位がこれまでの位置より，楽だと感じてもらうことです．さらに欲をいえば，義歯などを調整することによって，よくかめそうだと自覚してもらうことです．

　一般的な中心位の求め方には，ルシアのジグ法やオトガイ法などがあります．しかしこれらの方法は顎関節症の患者さんには通

用しません．これらの方法の説明は，著者の行っているオトガイ誘導法と似ていますので，そこで簡単に説明します．

　本章で扱う中心位への誘導法のうちのいくつかは，著者が行っている顎関節症の患者さんを対象としたものです．しかしこれらの誘導法は，顎関節症に限らず，すべての患者さんにも適用できるのです．

中心位への誘導法

オトガイ誘導法

　本法は図 59 に示すように，オトガイ部を親指と人差し指ではさみます．そして患者さんに，開口から力を抜いてゆっくりと閉口してもらいます．この開口から閉口に移るとき，親指で後方に押しながら中心位へ誘導する方法です．一般の患者さんでは，この方法で簡単に中心位に誘導できます．この方法はいろいろな著書にも述べられており，著者独自の方法ではありません．

　先にも記したオトガイ法はこの方法と同じです．ジグ法は上顎前歯の舌面にレジンなどで，かみ込みのストップを付けて中心位を求めるものです．しかしこの方法を顎関節症の患者さんに用いても，そう簡単に中心位へ誘導することはできません．それは筋肉のスパズムなどのために，顎を人為的に動かそうとしても動かないのです．

　そこで著者は，顎関節症や頑固な前方かみ癖の患者さんには，顎関節の脱臼時に行われるヒポクラテス法を応用した方法を行っています．

ヒポクラテス変法

　図 53 に示したように，背板の角度を 70 度前後倒して，患者さんを座位状態とし，図 60 に示すように術者は患者さんの正面または 7 時前後に位置します．このとき大事なことは按頭台の角度です．

中心位への誘導　103

■図59　オトガイ誘導法■

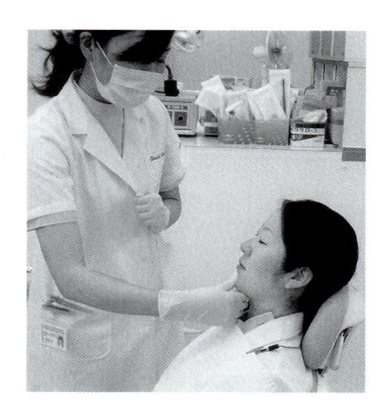

■図60　ヒポクラテス変法■

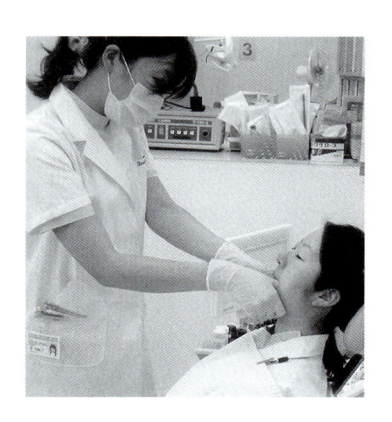

頭の角度は，咬合平面がほぼ水平になるように調節します．そして術者の両親指を左右下顎第二大臼歯の咬合面上に置き，ほかの指は下顎下縁に位置し，下顎をしっかり保持します．そしてそのまま下顎を，やさしく下方に引き下ろしていきます．

　次いで親指を咬合面から頰のほうにはずし，口を閉じる動作に入ります．このときは，患者さんの自力で自然に閉じるようにします．この操作を数回繰り返します．

　はじめてこの方法を行うと，患者さんは緊張と筋肉のスパズムから，下顎を引き下ろすのに力を要します．また患者さんによっては，はじめ痛みを感じることがあります．したがってきわめてゆっくり優しく下顎を下げます．これを繰り返すうちに，だんだん痛みはとれ，筋肉が緩んでくるのがわかります．

　筋肉が十分リラックスしたことが確認されたら，今度は親指を離さないで，下顎を牽引した位置から口を閉じさせながら，ゆっくりと後方に押し込むようにします．この操作を数回行います．

ヒポクラテス変法の利点

　この誘導法のねらいは，筋肉の緊張をとくことと関節腔をいくらか開くことにあります．下顎の牽引時に関節に痛みのあるときは，とくにやさしく，ゆっくりと時間をかけて行うようにします．この方法を，著者は「ヒポクラテス変法」とよんでいます．

　しかし牽引時に強い痛みがあり，本法を1〜2回試みても痛みが軽減しないときは，それ以上絶対無理をしてはいけません．スプリントで回復をはかってから行うようにします．

水平位誘導法

　この方法は図61に示すように，患者さんを水平位に寝かせ，術者は9時に位置します．左手の親指と人差し指を口腔に入れ，両指の腹を上下顎の第二大臼歯で軽くかませます．

　次いで顎や肩の力を抜かせ，リラックスさせた状態で，右手の手のひらでオトガイ部を上方に押し上げます．すると左手の指を

中心位への誘導　105

■図 61　水平位誘導法■

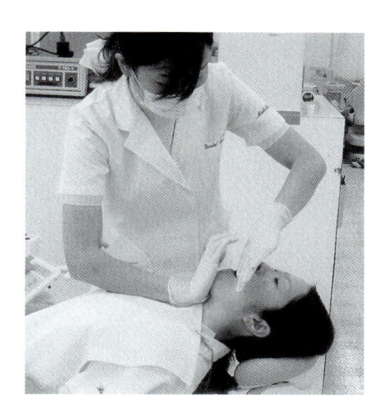

支点とした梃子の原理で，下顎頭は引き下げられ，顎関節腔が広げられます．

この操作を数回行います．そして十分筋肉が緩むのを感じたら，次に右手の手のひらで上方に押し上げると同時に，左手の親指と人差し指をコロのように働かせて，両手で協力しながら下顎を後方に軽く押し込むようにします．

ここで大事なことは，患者さんに術者の指を力を入れてかませてはいけません．軽く触れさせることが大事なのです．あとはリラックスさせ術者の行為にまかせるような気持ちにさせることです．こうすることによって，下顎頭は著者の提唱する中心位に誘導することができます．これを顎関節症の患者さんでは数回行います．

はじめはゆっくりと，やさしい力でオトガイ部を押し上げます．患者さんが慣れてきたら，オトガイ部を押し上げる力を強くして，下顎窩から下顎頭を引き下げると同時に，左手の指の協力によって下顎頭を後方に押しやるようにします．この方法を「水平位誘導法」と名づけています．

ヒポクラテス変法と水平位誘導法の使い分け

まず臼歯部に欠損のあるような患者さんでは，ヒポクラテス変法しか誘導法がありません．また一般的には，顎関節症で咀嚼筋のスパズムなどが強い場合には，ヒポクラテス変法が最初に行う誘導法になります．

これを行って多少筋肉にリラックスがみられたら，著者は，つづいて水平位誘導法を行っています．患者さんによっては，2つの方法のうち，いずれかが有効ということもあります．

「中心位への誘導」の臨床的意義

中心位への誘導とは，下顎頭を中心位の位置に誘導することでしょうか．だとすれば，その誘導した下顎頭の位置が中心位であるという確証をどうして得るのでしょうか．

これまで多くの著書に述べられている中心位への誘導は，この点についての記載が曖昧なのです．

　オトガイ誘導法をはじめとするどのような方法を用いても，その患者さんの真の中心位へ直接導くことはできません．それは顎骨や咀嚼筋の発育そして歯の萌出と咬合，これらがすべて長い年月をかけてバランスをとりながら構築された状態が，顎関節の下顎頭と下顎窩の位置関係なのです．ここに咬合の狂いを発生させたことによって，その位置関係にずれが発生した場合に，もとの位置がどうであったかはだれにもわかりません．また下顎頭と下顎窩の中心位の位置関係は，咬合高径が少しでも変わると生来の位置と異なってくるのです．

　そこで「中心位への誘導」とは，**いったん下顎頭を最後方位に誘導することなのです．そして次に，術者の手をはなすと，顎は自然に安定した中心位の位置に戻ることを期待する**，ということです．この自然に戻った位置とは，真の中心位の位置に限りなく近いとするものです．直接中心位へ導くことができないことを考えれば，これまで述べた方法は，現時点で中心位へ誘導するベストの方法であるといえます．

咬合の狂いについて

患者さんの自覚と歯科医師の確認

　中心位への誘導につづいて，その日のうちに必ず行うことは，**「中心位と一致した中心咬合位と，それまでの習慣的に咬合していた中心咬合位とに，ずれがあるかどうかを，必ず確認すること」**です．

　中心位にうまく誘導できれば，患者さん自身で左右のどの辺が早期接触しているかを自覚することができます．そしてそれを回避したために咬合に狂いが生じたことを，患者さんに自覚してもらうことができます．

　歯科医師は，どこに咬合の狂いがあるかを明確に診断することです．これが咬合診査です．

13 咀嚼運動とは

　咀嚼運動とは，どのような運動をいい，そこにはどんな理論が成り立つのでしょうか．本章では，著者の考える咀嚼運動ならびに咬合理論について述べてみたいと思います．

破砕運動

　ある大きさの食塊を口に入れ，破砕しようとします．このとき顎関節では，図62に示すように下顎頭は関節結節直下にきています．次に食塊がかみ込まれるのに伴い，上下顎の開口度は小さくなります．

　この動きを，下顎頭の動きからみるとどうなるのでしょう．

　食塊が小さくなり開口度が小さくなるのに伴い，下顎頭は下顎窩の前壁に沿って後上方に戻っていきます．この動きを上下顎の歯でみてみると，かみ込むのに伴い，下顎歯は後方に動く運動を行い，下顎頭は後上方に移動します．したがって下顎頭が下顎窩の前壁を圧迫することはありません．

　これらの動きをつかさどっているのが，咬筋と内側翼突筋の前上方向への収縮と，側頭筋の後上方向への収縮，そして舌骨上筋群の収縮です．

図 62 破砕運動とは

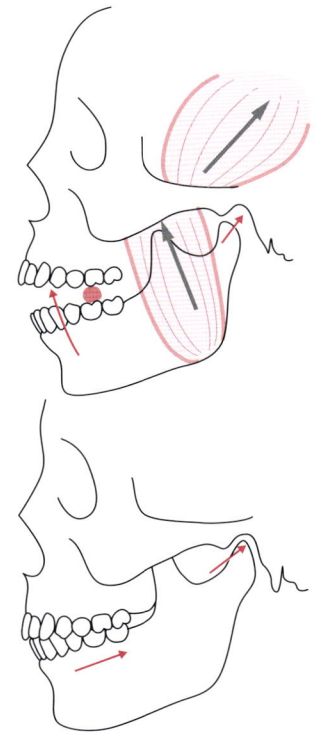

食塊を破砕しながら下顎を後方に引き戻す運動です.

破砕運動とは

　食塊には，咬合面に対し垂直な咬合力以外に，後方に引く力が作用することになります．したがって破砕のための咬合力には，食塊に垂直に加わる力と，斜めに加わる力とがあるのです．これが破砕運動です．

すりつぶし運動（臼磨運動）とは

　すりつぶし運動とは，破砕された食塊をさらに細かくし，唾液と混合することをいいます．食塊が破砕されて小さい食片になると，図63に示すように，下顎臼歯の頬側咬頭が上顎臼歯の頬側咬頭内斜面に沿って，食片を介在させながら中心咬合位までかみこむことが行われます．この運動がすりつぶし運動であり，この運動の逆の動きが側方滑走運動であるとされています．

　すりつぶし運動の主役をなすのが，上顎臼歯の頬側咬頭内斜面と下顎臼歯の頬側咬頭外斜面ということになります．そこで，すりつぶし運動を行い長い年月が経過すると，両面は相当な咬耗が予想されます．

　しかし図64に示す写真をみてください．この患者さんは71歳の男性です．これまでまったくう蝕もなく，歯の治療は定期的に行うようになったPMTCくらいです．この患者さんの上顎臼歯部の頬側咬頭内斜面は，すりつぶし運動において主役となる部分です．ところが，ここがまったく咬耗していないのです．

　このことは何を物語っているのでしょう．

すりつぶし運動という咀嚼運動は存在しない

　この咬耗の様相から教えられることは，**すりつぶし運動は「上顎臼歯の頬側咬頭内斜面に沿って下顎臼歯の咬頭が滑走する運動ではない」**ということです．したがって側方滑走運動は，すりつぶし運動に関係した運動ではないということになります．

　食事をしている人を観察すると，咀嚼中の顎の動きはすべて上

咀嚼運動とは　　111

■図63　従来のすりつぶし運動■

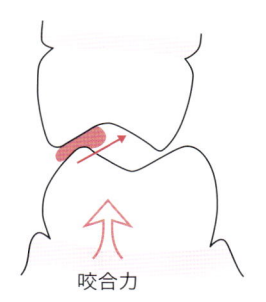

咬合力

■図64　咬耗がみられない上顎臼歯頬側咬頭内斜面■

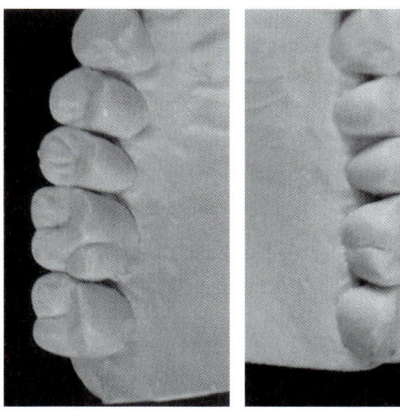

　このことは，従来いわれている「すりつぶし運動（臼磨運動）」という咀嚼運動は存在しないことを意味します．

下動の運動であり，牛が反芻するように顎をモグモグと動かしてはいません．すりつぶし運動と称する咀嚼運動は，本来行われていない運動なのです．

それでは，すりつぶし運動を含め咀嚼運動を，どう解釈したらよいのでしょうか．

顎の動きは上下動であり反芻するような動きはしない

食事中の顎の動きを観察していますと，すべての人において顎は上下動であり，反芻するような動きではないのです．

咀嚼運動のなかで，これまでいわれているような「**すりつぶし運動と称する独立した運動は，まったく行われていない**」のです．

すりつぶし運動については次に詳しく説明します．さらに側方滑走運動は何のために存在するのか，ということについても説明します．

咀嚼運動とは

咀嚼中の顎の動きをよく観察しますと，咀嚼運動は，ほとんど垂直な上下運動です．ではすりつぶし運動という咀嚼運動は存在しないのでしょうか．そうではありません．

すりつぶし運動の仕組み

すりつぶし運動は存在します．たとえば「数の子」のような食品の咀嚼について考えてみます．最初大きな塊のときは上下動の破砕運動で小さく切断します．ある程度小さくなると粒になります．するとこの1つの粒を咬合面に置いてつぶします．そしてその感触を味わうのです．これがすりつぶし運動です．

このときの顎の動きはどうなっているのでしょうか．

すりつぶし運動が味覚にはたす役割

図65に示すように，咬合面に置かれた粒を上下顎歯でとらえるのですが，粒が逃げないように下顎歯を前後左右にスライドさ

咀嚼運動とは 113

■図65 すりつぶし運動■

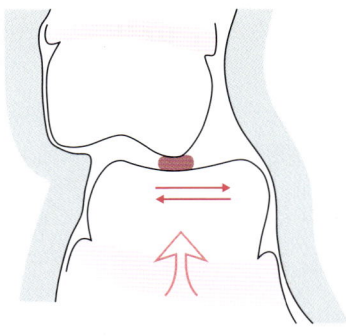

　「すりつぶし運動」とは，上顎臼歯の頬側咬頭内斜面に沿って下顎臼歯の頬側咬頭が滑走して食片をすりつぶすのではありません．このような運動は実際行われていません．
　「すりつぶし様運動」とは，下顎臼歯咬合面に置いた食片を上下顎歯でとらえ，上顎臼歯の舌側咬頭で押しつぶす運動です．

せて粒を捉えて押しつぶします．

顎の動きは，粒を捉えるための前後や側方の動きと，押しつぶすための上下動です．この2つの運動がうまく連携して粒を捕まえて，つぶすことになるのです．

咀嚼運動のなかで，すりつぶし運動の粉砕寄与率は，それほど大きなものではないと思っています．なぜなら8章で説明したように，飲み込まれた米粒などは，ほとんどそのままの形をしているからです．

しかしすりつぶし運動によって大きな食感が得られ，味覚にはたす役割は非常に大きなものがあると考えています．破砕とすりつぶし運動がうまく連携すると，食品の味覚をより大きく引き出し，味わうことができるのです．

すりつぶし様運動

著者は，破砕運動とすりつぶし運動とは，厳密にはまったく同じ運動ではないが，ほとんど同じ動きをする運動と考えています．

すなわち破砕とは，大きな食塊を砕くための上下動であり，すりつぶし運動とは，小さくなった食片を咬合面に捕らえ，つぶす上下動です．すりつぶし運動は破砕運動の延長線上の運動といえるのです．そして両者の運動は上下動を繰り返す運動なのです．

そこで著者は，上述したすりつぶし運動を「**すりつぶし様運動**」とよぶことにします．

咀嚼運動は杵と臼の関係

ここで咀嚼運動を一言で表すと，**図66**に示すような「餅つきの杵と臼」に例えることができます．杵の動きは単純で上下運動です．それでも餅ができるのです．この杵と臼の例えは，川原田幸三先生が最初にいわれたものです．

■図66　咀嚼運動■

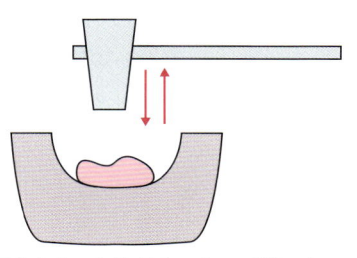

咀嚼運動は日本古来の伝統行事である「餅つき」にたとえることができます．杵は単純な上下動ですが，それでも餅ができるのです．

咀嚼中の顎が前後左右に動くのは
最終咬合位を中心咬合位に戻すため

　咀嚼運動中の顎は，単に上下運動だけでなく，多少前後左右に移動しながらかみ込みをします．

　その動きとは，硬い食品などでは最大咬合力を発揮できる位置へ顎を移動させて破砕し，その後中心咬合位に戻るための横移動です．また咬合面からこぼれた食片を，咬合面上に戻すために顎を前後左右に動かす動作も咀嚼運動中に行います．

　顎関節は，蝶番のようにいつも同じ位置にかみ込むことはできません．咀嚼時の顎の横移動は，中心咬合位からずれてかみ込んできたときに，最終咬合接触位を中心咬合位に戻すための調節運動です．この運動については次に詳しく説明します．

　このような運動のために，咀嚼中の顎は前後左右に動いているようにみえます．しかし食塊に咬合力が加わるときは上下動をするのです．

■側方滑走運動の役割とは

　前節では「側方滑走運動は，すりつぶし運動と関係しない」ことについて説明しました．ここでは側方滑走運動とは，どんな働きをしている運動かについて考えてみます．

　結論からいうと，側方滑走運動はきわめて大切な運動です．その滑走をスムーズに行わせるための咬合調整こそ真の咬合調整といえるのです．そしてこの滑走運動は，全部床義歯に限らずインプラントや天然歯などあらゆる症例の咬合にも必要な運動です．

　側方滑走運動だけでなく前方滑走運動も含めたすべての滑走運動は，咀嚼運動中にどのような役割を担っているのでしょうか．このことについて，もう一度考えてみます．

破砕運動時の顎の動き

　破砕運動は，これまでにも話したように食塊に最大の咬合力を

加え，これを破砕する運動です．

　食塊をある位置でかみ込んでも，破砕できなければ少しずれた別の位置に移動させなければなりません．この移動が側方滑走です．側方滑走がスムーズにできるように咬合調整された咬合面であれば，そのまま横滑りで食塊が移動できるのです．

　次に食塊が突然破砕した場合について考えてみましょう．

　このとき上下顎の臼歯が，突然大きな咬合衝撃力を受けます．この衝撃に対しても，咬合調整された臼歯であれば，全臼歯でしっかり受け止めることができます．そのため安心して大きな咬合力を加えることができます．これも側方滑走運動が厳密に咬合調整された咬合面ならば可能になります．

スムーズな側方滑走運動は咀嚼運動のしやすさを決定づける

　すりつぶし様運動も破砕運動と同じ動きであることは前節で話しました．小さくなった食片は，今度は大きな咬合力は必要としません．その代わり微妙な上下顎歯の位置関係が要求されるのです．

　小さなものや滑りやすい食品を咬合面でしっかりグリップするために，歯の接触感覚を頼りに側方や前方に微妙な動きが要求されるのです．このときスムーズな滑走運動ができないと，食片を捕えることはできません．ここでもスムーズな側方滑走運動は，咀嚼運動のしやすさを決定づけるのです．

厳密に咬合調整された咬合面でないとスムーズな運動ができない

　閉口時において上下顎歯の咬合位置は，蝶番によって規制されたドアのように，いつも同じ位置に入るとは限りません．食塊を介在してかみ込んだとき，上下顎歯の咬頭と咬合面の咬合は，ある一定の範囲のなかで接触します．これが中心咬合位から外れた位置であれば，中心咬合位まで滑走移動して戻ります．

これらの側方滑走運動は，厳密に咬合調整された咬合面でなければスムーズな運動ができないのです．

前歯の役割とは

　ドーソン博士によると，「アンテリアガイダンス（前方指導要素）は，ポステリアガイダンス（後方指導要素）とともに下顎の運動路に影響を及ぼし，また臼歯部の咬合面形態，咬頭傾斜角，歯の接触状態にも影響する」とあります．そして「アンテリアガイダンスは，臼歯咬合治療の基本的な目標である」としています．

　ということは臼歯の咬合安定のために，前歯はその役割を担っていることになります．

　図67に極端なオーバージェットの患者さんの写真を示します．このような患者さんのなかには審美的な問題や，発音などで多少気になると訴えられることがあります．しかし咀嚼に関してはなんら不自由を感じていません．また何の問題もなくその機能が営まれています．

　この患者さんの前歯は，咬合の安定，さらに咀嚼運動にとってどのような意味をもつのでしょうか．咬合異常として前歯が治療の対象になるのでしょうか．

アンテリアガイダンスがその役割をはたせない例

　アンテリアガイダンスがその役割をはたせない例として博士は，オーバージェット，Ⅲ級咬合，切端咬合，オープンバイトをあげています．それらの患者さんには「グループファンクションを適用すべき」としています．そして「咬合ストレス，すなわち側方ベクトルの負担を歯周組織の弱い歯にかけない配慮が必要である．しかしそれは非常に複雑で，微妙な咬合調整が要求される」としています．またこれらの患者さんの治療法について個々に記載はありますが，それらは歯列矯正治療をはじめとする大掛りな治療です．ではこれらの咬合異常の治療前後を比べて，治療後の

咀嚼運動とは　119

■図67　極端なオーバージェット■

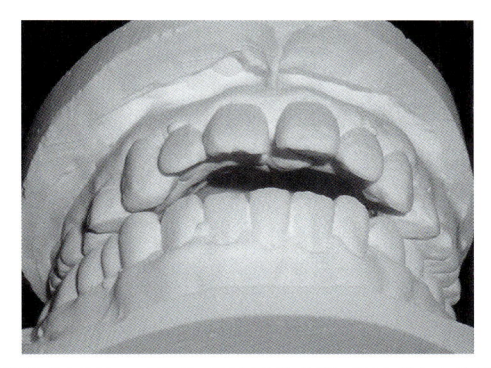

　この患者さんにとってアンテリアガイダンスはどんな意味があるのでしょうか．

機能がどれだけ回復されたのでしょうか．その回答はありません．

臼歯部のみで咬合の安定がはかれる

著者は，前歯に咬合の安定を求めることは意味のないことと考えます．**図67**に示した患者さんの例からも，咬合は $\frac{7=4|4=7}{7=4|4=7}$ で安定するのです．これまでに記したように，咬合平面のスピーの彎曲や上顎臼歯のウィルソンの彎曲などから，臼歯部のみで咬合の安定がはかれるのです．前歯はまったくフリーでいいのです．したがって咬合平面とは，臼歯部で成り立つ平面であるということができます．

なぜアンテリアガイダンスを考慮しなければならないのか

アンテリアガイダンスが必要なのは，**図68**に示すように臼歯咬合面に30度前後の傾斜角度を有する歯を使用して咬合を構築しようとするためです．このためアンテリアガイダンスがないと，下顎の前方や側方運動に際し，臼歯は咬頭干渉を起こします．その干渉を前歯ガイドと臼歯咬頭傾斜角によって補おうとしているのです．

しかしここで重要なことは，「**切歯路角を決定するのに指標となるものは，生体内には存在しない**」ということです．たとえば顆路角について考えてみます．下顎頭は開口に伴い下顎窩の前壁に沿って前下方に移動してきます．下顎頭の前下方への移動角度が顆路角といわれるものです．この角度が臨床的にどんな意味があるかは別として，まがりなりにもポステリアガイダンスは，生体から得られる顆路角という指標があります．しかし切歯路角は，顆路角のように生体から求めるものではないのです．言い換えると，切歯路角はどんな角度であっても，咬合は咬合器上でそれなりに成り立たせることができるのです．

このことはなにを意味しているのでしょうか．

それは「**切歯路角や咬頭傾斜角，さらに咬合面傾斜角は何度でもよい**」ということなのです．

咀嚼運動とは 121

■図68 アンテリアガイダンス■

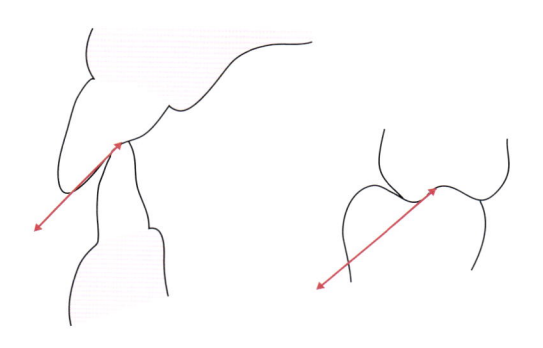

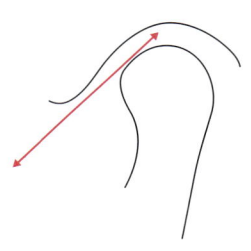

　アンテリアガイダンスを必要とするのは，臼歯の咬頭傾斜角度や咬合面傾斜角度を，30度前後の歯を使用して咬合を構築しようとするためです．このときアンテリアガイダンスを考慮しないと，臼歯は咬頭干渉を起こします．

前歯を咬合の安定に関与させない理論

著者の提唱する理論では，前歯に対する配慮はまったく不要で完全に咬合させません．咬合は $\frac{7=4|4=7}{7\ \ 4|4\ \ 7}$ の臼歯のみで安定がはかれるのです．

■咬合様式とは

一般的に咬合様式といわれているのは，カスピッドプロテクティッドオクルージョン(犬歯誘導咬合)，フルバランスドオクルージョン，グループファンクションオクルージョンをいうときに用いられます．

この咬合様式は，前方や側方滑走運動時の咬合接触にかかわる分類です．しかし問題は，この咬合様式が咀嚼運動とどうかかわり合っているのかということです．このことについて明確に解き明かしたものをみたことがありません．そこでここでは，その解説に主眼を置いて，咀嚼運動または咬合力学的な観点から考えてみたいと思います．

犬歯誘導咬合(犬歯誘導と略す)

犬歯誘導とは，側方滑走運動をしたときに下顎犬歯が上顎犬歯の舌側面に接触滑走しながら開口運動をする咬合様式をいいます．このような動きを示す患者さんは，**図 69** に示すように，大きな顎堤で被蓋の深い有歯顎歯列においては，確かに犬歯誘導といわれるような側方滑走運動がみられます．というより側方滑走運動をしようとすると，下顎犬歯は上顎犬歯の内斜面に沿いながら滑走せざるをえないのです．これでは滑走というより，ぶつかってしまいます．

食事ができるようになった咬合

図 69 に示す患者さんは 35 歳の男性です．主訴は食事が思うようにできない，物がかめないとのことでした．咬合状態をみると臼歯部は金属冠で補綴され，中心咬合位にかみ込むだけで側方や

咀嚼運動とは 123

■図69 ディープオーバーバイトの症例■

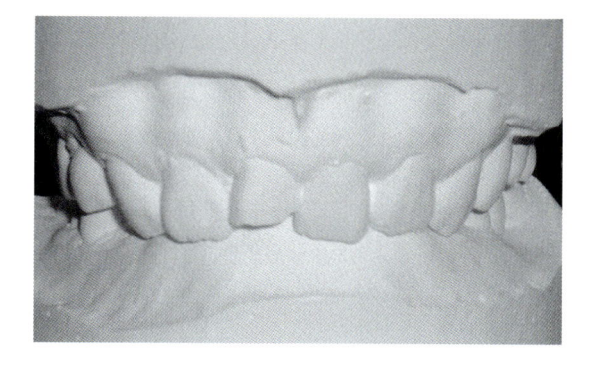

前方への動きはまったくできない状態です．

　咀嚼機能の回復のために行った処置は，上下顎臼歯の咬合面に光重合レジンを接着し，咬合挙上をはかりました．

　治療のポイントは，**図 70** に示すように，咬合挙上によって上下顎臼歯の咬合接触時に前後左右に動きのできるわずかな遊びをもたせたことです．

　こうすることによって食事ができるようになるのです．このことは中心位の水平的自由度を咬合に構築することによって，咀嚼ができるようになることを物語っています．

　この咬合はリンガライズドオクルージョンです．

　このことから犬歯誘導といわれる顎の動きは，咀嚼運動とはまったく関係のないことがわかります．

咀嚼運動とは 125

■図 70 咬合面への光重合レジンの添加■

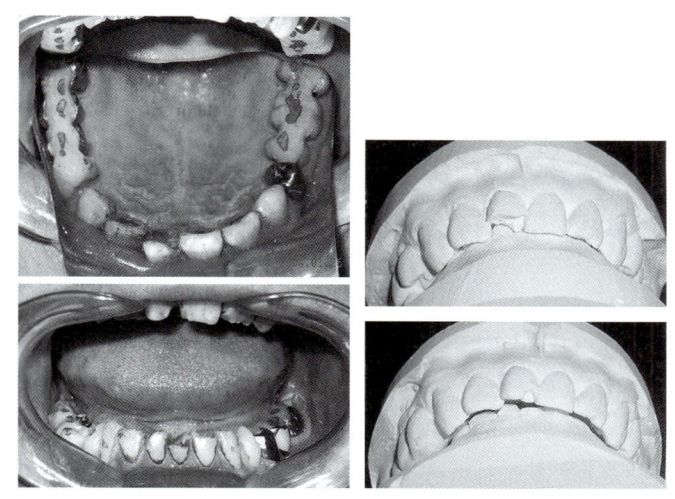

咬合挙上を兼ねてリンガライズドオクルージョンとグループファンクションの咬合様式に整えた状態です．

フルバランスドオクルージョン

　フルバランスドオクルージョンとは，図71に示すように側方滑走運動をすると，作業側では下顎の頬側咬頭が上顎の頬側咬頭内斜面に沿って，上顎舌側咬頭が下顎舌側咬頭内斜面に沿って接触滑走し，さらに非作業側では上顎舌側咬頭が下顎頬側咬頭内斜面に沿って接触滑走運動をするものをいいます．さらに前後滑走運動では上顎前歯舌面に沿って下顎前歯が滑走し，これと同調して最後臼歯では咬頭傾斜角に沿って滑走するとするものです．

　ここで側方滑走運動に限って考えてみます．側方滑走運動で両側の臼歯が接触滑走する様式をバランスドオクルージョン（両側性均衡）といいますが，このバランスをみてみます．図72に示すように咬合面傾斜角に沿って滑走する途中の咬合接触では必ず側方ベクトルが発生します．図に示すように，これらのベクトルが左右側とも同じ方向に発生しています．したがって図に示すように顎を左側に移動させると，下顎義歯には右側に移動させようとする力が発生します．反対に，上顎義歯には左側に移動させようとする力が働きます．

　義歯を咬合力学的に安定させようとするなら，左右側で逆方向のベクトルが発生しなければ義歯は安定しません．しかし現実は同じ方向に発生しています．

　このことはバランスドオクルージョン（両側性均衡）という咬合様式は，咬合力学的に安定しないことを意味しています．

　次に前方滑走運動を考えてみます．全部床義歯において下顎前歯を上顎前歯舌面に接触させると義歯は転覆してしまいます．

　したがって前歯の咬合接触は，天然歯であれ義歯であれ意味のないことです．

咀嚼運動とは　　127

■図71　フルバランスドオクルージョン■

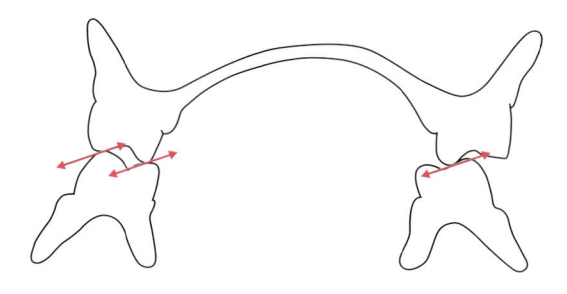

両側性均衡
作業側，非作業側ともに咬合斜面に接触して安定をはかる．

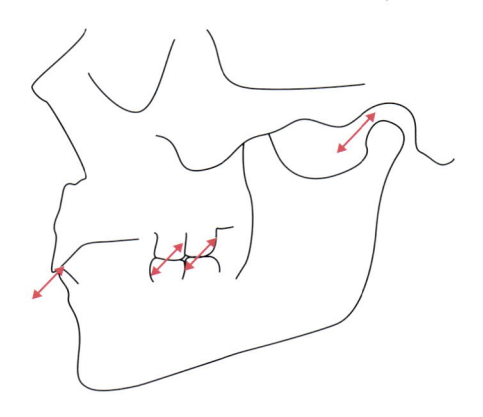

グループファンクションオクルージョン

　グループファンクションとは，側方滑走運動を行うと，作業側の数歯が同時接触をしながら滑走する様式をいい，この咬合様式は犬歯誘導と対比されるものです．

　グループファンクションとは，上下顎いずれかの機能咬頭が対合歯の咬合面上を一定距離にわたって接触滑走するものです．

　さらにグループファンクションは作業側での咬合接触の様相をいいますが，このとき反対側の非作業側での滑走はどうなっているのでしょうか．

　非作業側では2つの様式が考えられます．第1は両側性均衡をとらせる場合，第2は片側性均衡が成立している場合です．両側性均衡はこれまでの説明からまったく意味のない咬合様式であることを話しました．したがってグループファンクションで片側性均衡が成立していることが大事です．そしてグループファンクションは，側方滑走運動の基本になるものです．

片側性均衡の成立

　片側性均衡はどのようにして成立させるのでしょうか．

　そのことについては，実はまったく心配はないのです．下顎臼歯を平坦としたリンガライズドオクルージョンとグループファンクションの咬合では，自然に片側性均衡が成立しているのです．その理由を説明します．

　図73に示すように食品を咀嚼しようとすると，食品を介在する側に下顎はわずかに移動します．すると反対側の非作業側では，どのようなことが起こるのでしょうか．非側作業側では，側方クリステンセン現象によって，わずかに下方に歯が下がります．すなわち上下顎の歯間距離は，作業側より非作業側のほうがわずかに大きくなります．したがって食品が破砕されて作業側では咬合接触をしても，非作業側では接触しない状態になっています．こ

図72 バランスドオクルージョンから発生する側方ベクトル

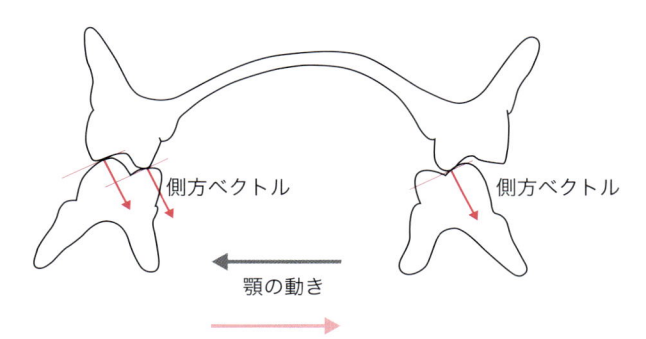

側方ベクトル　　　　　　側方ベクトル

顎の動き

下顎義歯を動かそうとする側方ベクトル

図73 片側性均衡の成立

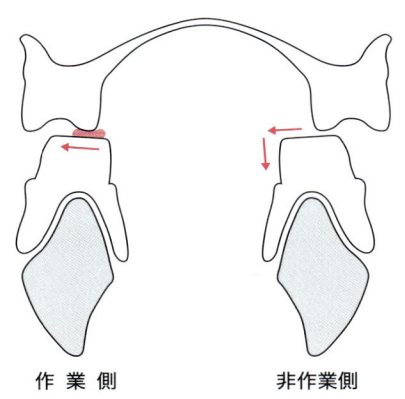

作 業 側　　　　非作業側

　咀嚼運動中の顎は，わずかに作業側にシフトします．すると反対側の非作業側の臼歯部は，側方クリステンセン現象によって下方に降下します．したがって自然に片側性均衡が成立します．

れが，片側性均衡が自然に成立する仕組です．

　リンガライズドオクルージョンでは，義歯でも天然歯でも自然に片側性均衡が成立することになります．

究極のリンガライズドオクルージョンとグループファンクションの咬合

　リンガライズドオクルージョンとグループファンクションの究極の咬合とは，どんな咬合状態なのでしょうか．その写真を図74に示します．究極の咬合接触とは，平坦な下顎臼歯の咬合面に上顎臼歯の舌側咬頭を機能咬頭として咬合させ，前後左右のあらゆる滑走運動を行っても写真のように点状接触としかならないように咬合調整された咬合面です．このような咬合状態を全部床義歯に構築すると，側方滑走運動を行っても義歯はびくともしなくなります．

　これまで咬合様式について，著者の考えを述べてきました．結論をいいますと，咬合様式のなかで咀嚼運動と真に関係する運動は，グループファンクションだけであるということです．

　そこで著者は，真の咬合様式とは，リンガライズドオクルージョンとグループファンクションであると考えています．

　咀嚼という機能は1つです．そして顎の動きに関与する筋肉も同じ動きしかできないのです．天然歯と義歯とで，咀嚼時の顎の動きが異なることはないのです．

咀嚼運動とは　　131

図74 究極のリンガライズドオクルージョンとグループファンクションによる咬合

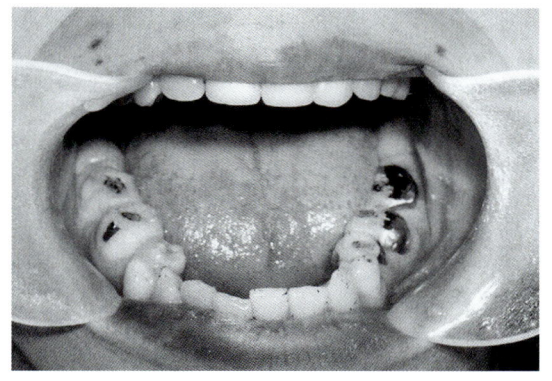

前後左右にあらゆる滑走運動を行っても，点状の咬合接触になるように咬合調整します．

14 理想的な咬合関係とは

　本章では，これまでの総まとめとして，理想的な咬合にはどんな条件が必要かということについて考えてみたいと思います．

理想的な咬合の定義

　理想的な咬合について，著者は次のように考えています．

　上下顎で顎堤のほとんどない患者さんに全部床義歯を装着しようとします．印象採得，咬合採得，人工歯排列，そしてレジン重合の変形などの補正が完全に行われたとして，そのうえで義歯が最も安定する咬合が，理想的な咬合と考えています．

　その理由は，義歯が咀嚼運動中に動かないことで疼痛が発生せず，咀嚼機能の回復につながるからです．このことは義歯を咀嚼中に移動させる側方ベクトルの発生がないことによるのです．

　この咬合を義歯だけでなく天然歯や，インプラントの上部構造物においても構築するならば，それは歯根やインプラントのフィクスチャーに対して最も理想的な咬合力が作用することになるのです．このような咬合は，すべての症例に適用できるのです．

■ 顎位が正しい位置にあること

　正しい顎位とは，中心位，中心咬合位，そして咬合平面のレベルが図 75 に示すように，正しい位置関係にあることをいいます．

理想的な咬合関係とは　133

図75　正しい顎位

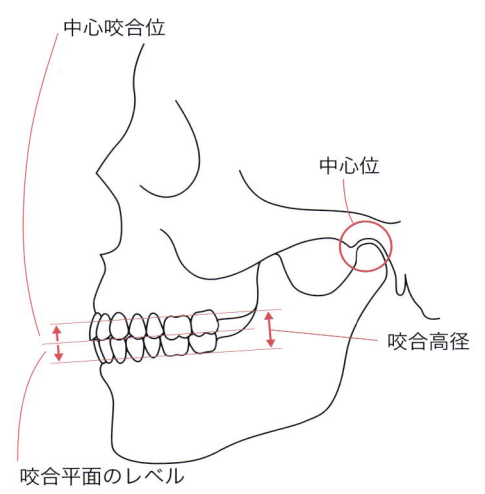

中心咬合位

中心位

咬合高径

咬合平面のレベル

　正しい顎位とは，中心位，中心咬合位，咬合高径，咬合平面が正しい位置関係にあることをいいます．

正常な咬合高径とは

　咬合高径の基本になる考えは,「中心咬合位においては,上下顎臼歯部の歯槽頂を連ねた線は緩やかな凹彎(スピーの彎曲)を示し,上下顎の歯槽頂を連ねた線は平行曲線になる」とするものです.

　臼歯の歯冠長は,上下顎歯ともほぼ同じ長さをもつことから,歯槽上に萌出した歯冠長は同じ長さとなります.したがって上下顎の歯槽頂は平行線になるのです.そしてこの中間に咬合平面があるのです.

臨床では
どのように咬合高径を求めているのか

　下顎安静位から咬合高径を求める方法は,一般的に無歯顎の患者さんに用いられるものと考えられ,下顎安静位から 2〜4 mm かみ込んだところに中心咬合位があるとするものです.

　しかしこの方法は,なにも無歯顎に限ったことではありません.有歯顎で歯が残存しているのに咬合高径が失われた場合や,多くの歯が治療されたあとでは,咬合高径が狂っていることがあります.そのようなときでも,この方法によって咬合高径を診査します.

下顎安静位を求めるとは

　下顎安静位を求めるには,**図 53**(p. 91)に示したように治療椅子の背板を 70 度前後に倒し,咬合平面が水平になるように按頭台を調節し,患者さんを座らせリラックスさせます.そして筋肉の緊張を解き,上下の唇が軽く接触したときの顎間距離が下顎安静位です.

　下顎安静位から何を求めているかというと,下顎頭が中心位にある顎位を求めているのです.すなわち下顎安静位は,顎関節からみると中心位の顎位なのです.

理想的な咬合関係とは　　135

有歯顎者の咬合採得

　有歯顎の患者で下顎安静位から中心咬合位を求めると，まったく記述と合わないこいとがあります．ある患者さんでは，下顎安静位から5mm前後もかみ込まないと咬合しない場合や，逆に下顎安静位と中心咬合位に，ほとんど差のない場合などさまざまです．しかし日常生活において顎関節に問題のない患者さんでは，その顎位を最大限に尊重します．

無歯顎者の咬合採得

　下顎安静位が決まれば，その位置での鼻下点とオトガイ点にマーキングし，その距離をノギスで測定します．そして測定した鼻下オトガイ点間距離になるように，蝋堤の高さを調節します．咬合床で下顎安静位が求められたら，そこから蝋堤を2〜4mm低くして中心咬合位とします．

　咬合採得にあたり最も基本となるのは，「**咬合採得とは，中心位の顎位において行われるべきもの**」なのです．「**中心位の顎位で咬合採得が行われる限り，垂直的顎位を求めると，必然的に正しい水平的顎位も求められることになる**」のです．

■ スピーの彎曲とウィルソンの彎曲を付与すること

　スピーの彎曲やウィルソンの彎曲の重要性については，これまで説明しました．これらの彎曲で大切なことは，彎曲を形成する基本は歯軸にあるということです．この歯軸に直角に咬合平面があり，臼歯の咬合面の連なりが滑らかなラインを示し，その左右のラインを連ねた球面にスピーの彎曲やウィルソンの彎曲があるのです．

彎曲の過度な付与は逆効果となる

　臨床上最も気をつけなければならないことは，「**彎曲の過度な付与は，逆効果となる**」ことです．

　臨床でよく目にするのが第二大臼歯の欠損による第三大臼歯を

利用したブリッジです．第三大臼歯が近心傾斜し，かつ挺出しているような場合では，この部分で咬合平面はスピーの彎曲から逸脱し，この部で強い彎曲とならざるを得ないのです．そうすると下顎前方滑走時に，上顎第二大臼歯は遠心からの咬合圧によって押され，咬合性外傷を発生することになります．

　下顎第三大臼歯がスピーの彎曲から逸脱しているのを，そのまま治療したために起こった咬合性外傷の症例を，**図 76** に示します．エックス線写真で上顎第二大臼歯の根周囲をみると，近心側で歯根膜腔の拡張がみられ，咬合性外傷の第１次症状の像を示しています．

　患者さんの訴えでは，左側でかもうとすると「ズキッ」という痛みがあり，よくかめないとのことでした．

　理想的なスピーの彎曲については5章で説明しました．

ウィルソンの彎曲

　ウィルソンの彎曲とは，上顎臼歯に付与する彎曲をいい，下顎に彎曲をつくると側方ベクトルが発生するようになります．

　ウィルソンの彎曲が強いために患者さんから食事ができないと訴えられた症例を示します．

　図 77 に示すように下顎左側臼歯でウィルソンの彎曲が強調され，咬合面は舌側傾斜しています．患者さんの訴えでは右側では食物がよくかめるのに，左側ではうまくかめないとのことでした．

　このような症例には図に示すように咬合面の舌側半部に光重合レジンを盛り，ウィルソンの彎曲をなくし，咬合面を水平に整える処置をします．この処置を行って，患者さんに食事ができるかどうかを確認してもらいます．

　患者さんからかめるという了解が得られたら永久処置に入ります．永久処置はレジンで盛り上げた部分をインレーとして，すでに装着されている金属冠の上からセットします．

　したがって「**ウィルソンの彎曲とは，上顎臼歯に付与する彎曲**」

理想的な咬合関係とは　137

■図76　スピーの彎曲からの逸脱と咬合性外傷の発症■

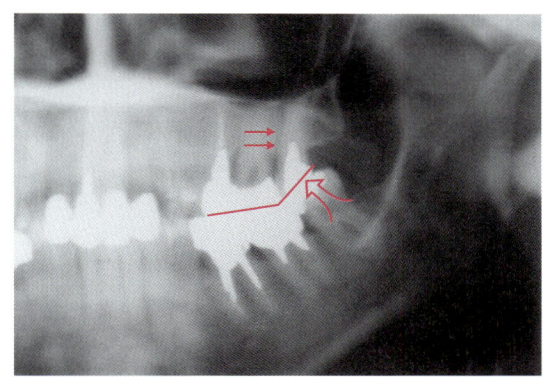

8：スピーの彎曲からの逸脱　　7：咬合性外傷の発症

■図77　ウィルソンの彎曲を付与した失敗例■

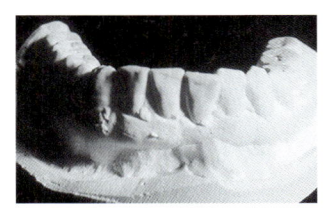

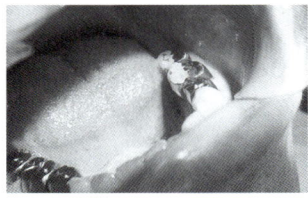

下顎左側にウィルソンの彎曲を付与．

であるということです．

■咬合様式は，リンガライズドオクルージョンとグループファンクションにすること

リンガライズドオクルージョンについては10章で，グループファンクションについては13章で説明しましたので，ここでは省略します．

この咬合様式では，側方ベクトルはまったくといっていいほど発生しません．したがって歯をゆする力が発生しないということは，有歯顎では咬合性外傷の発生が防止できることになり，義歯においては義歯が動かないことにつながるのです．

大切なことは，小臼歯から大臼歯までのすべての臼歯で，この咬合様式を構築することです．咬合様式の混在は好ましくありません．

図78に示す患者さんはリンガライズドオクルージョンとグループファンクションの咬合様式によって，上顎に残存する5歯（6 1｜3 4 7）でフルブリッジを装着した症例です．装着後7年経過していますが，まったく問題なく咀嚼機能を維持しています．このように少ない残存歯でも，残存の仕方によってはスプリント効果によって，ブリッジで咀嚼機能の回復をはかることができます．

■片側性均衡が成り立つようにすること

片側性均衡はこれまでに説明しましたが，一般的には全部床義歯学で用いられる用語です．

図79に示したように，作業側に食塊を置いて咀嚼運動をするとき，非作業側にバランスを求めなくても義歯が安定していることをいいます．

それでは片側性均衡にするためには，咬合面をどのように咬合調整したらよいのでしょうか．

理想的な咬合関係とは　　139

■図78　フルブリッジの治療■

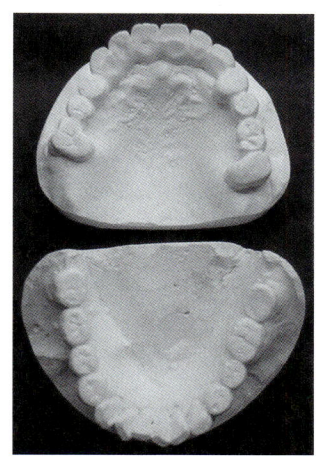

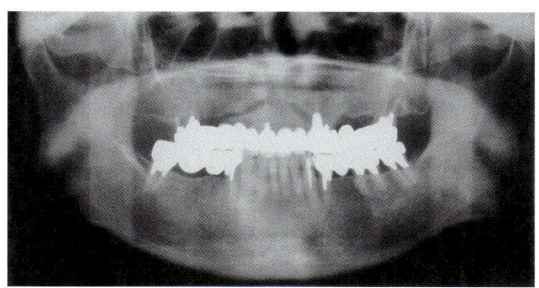

<u>6 1|3 4 7</u> のフルブリッジを, リンガライズドオクルージョンとグループファンクションの咬合様式で治療した症例です．7年経過しています．

片側性均衡にするには
咬合面をどのように調整したらよいのか

　そのための特別な咬合調整は，まったく必要ないのです．ヒトの咀嚼運動は，片側性均衡が自然に成り立つようになっているのです．その理由は13章で説明したので省略します．

　咀嚼運動中の非作業側の歯は，リンガライズドオクルージョンとグループファンクションの咬合では，咬頭干渉から保護されています．

　片側性均衡を成立させる咬合調整の方法は，側方運動時に咬合接触する部分のうち，中心咬合位以外を削除して咬合平面を平坦に調整することです．すると**図74**に示したような点状の咬合接触しかしなくなります．この咬合面は片側性均衡の成立した状態です．

　咬耗によって平坦化した咬合面やリンガライズドオクルージョンの咬合では，自然に片側性均衡が成り立つ咬合関係となっているのです．

　理想的な咬合関係を追求して5つの項目について説明しました．これらの項目は，すべての症例に適用できると考えています．
　参考書などを拝見すると，有歯顎と無歯顎とで，また無歯顎でも顎堤の状態によって咬合様式や咬合彎曲まで変える扱いがなされています．これはよく考えるとおかしなことです．部分的に歯のない場合は，どのように考えればよいのでしょうか．有歯顎であれ無歯顎であれ，上記した5つの咬合を構築することによって，安定した咀嚼ができるのです．

理想的な咬合関係とは 141

■図79 満足な咀嚼のできる咬合バランス■

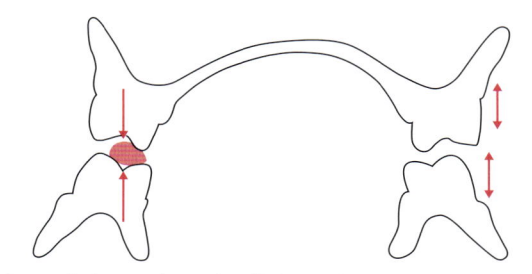

　義歯，天然歯，いずれも片側性均衡が成立することで満足な咀嚼ができるのです．

15 咬合調整はどのように行うか

　著者のいう咬合調整とは，単に早期接触や咬頭干渉を起こしている部を削合することではありません．咬合面にレジンや金属を付与して調整することも咬合調整です．新規に修復物を装着し，咬合調整の際に装着物のみで早期接触部を削ることはまったく意味のないことです．

　咬合調整は咬合理論をよく熟知した歯科医師が行わなければ，せっかくの修復物が意味のないものになってしまいます．また咬合調整の仕方は，天然歯でも義歯でもまったく同じです．

　咬合調整の原則は，修復物のみを削合するのではなく，対合歯や隣在歯も対象になり，削合して咬合高径や滑走運動を調整する必要があります．したがって対合歯にいかに高価な補綴物が装着されていても，削合しなければならない場合があります．

　ここで咬合調整の典型例を示します．

　患者さんは 30 歳代半ばの女性で，右側でかむと、たまに痛みを感じることがあるとのことでした．その部は**図 80** に示すような咬合関係で，上下顎歯が咬合していました．痛みは，食事中に何かをかんだときだけで，それ以外はまったく感じないということでした．

　咬合面にインレーやクラウンが装着されている患者さんで，こ

咬合調整はどのように行うか 143

図80 咬合診断と咬合調整

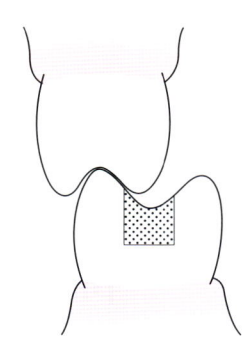

臨床では，下顎歯の咬合面中央に上顎歯の舌側咬頭が完全に咬合していないケースに遭遇することがあります．

このようなケースで咀嚼運動時のみ原因不明の疼痛（咬合痛）を自覚する場合は要注意です．

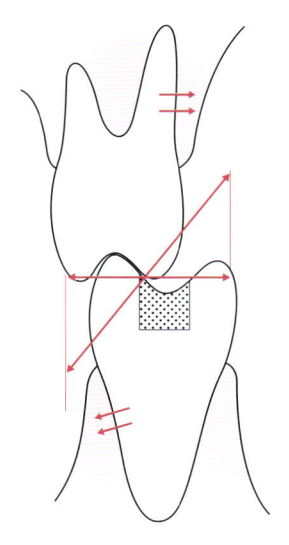

痛みは，食片を歯間に介在することによって発生する側方ベクトルに耐えられないという生体からの黄色信号です．

のような痛みを訴えるケースでは，まず疑うのはインレー下の2次う蝕でしょう．しかしエックス線写真では何の異常もありませんでした．またインレーが数か月前に装着されたものであれば，エックス線写真の必要もないでしょう．その原因は図に示すように，下顎歯の頬側咬頭内斜面が急傾斜で深いため，ここに食片を介在してかみ込みを行うと大きな側方ベクトルが発生するためです．このベクトルは瞬時に一過性の痛みとして発現します．はじめ上下顎でどちらが痛いのかはっきりしないことが多いのですが，注意して食事してもらうと上顎歯か下顎歯かのいずれかがわかります．さらに小臼歯や大臼歯のどの歯らしい，という区別までできるようになります．この歯は側方運動をしても，まったく咬頭干渉はありません．痛みは咬頭干渉が原因しているのではなく，食塊が介在してはじめて発生するのです．

　このような場合の咬合調整はどのように行ったらよいのでしょうか．ここに成書に記されているABCコンタクトの咬合になるようなインレーを再装着しても，咬合痛を起こす側方ベクトルが発生することは，これまでの説明からおわかりのことと思います．たとえば図に示すように下顎歯の頬側咬頭を削合すると，咬合が低くなってしまいます．

　このようなケースにリンガライズドオクルージョンの咬合を行わせる著者の方法を紹介します．

　まず咬合痛の原因に側方ベクトルが疑われる場合には，患者さんにそのことを話します．そして，すぐにインレーを除去して新しいインレーをつくるのではなく，図のようにインレーを除去せず，その上に光重合レジンを接着させて咬合を整えます．こうすることによって歯を削ることなく咬合痛の診断ができることから，患者さんの了解も得やすいのです．レジンを接着し，リンガライズドオクルージョンの咬合を行わせた状態を図に示します．この状態でしばらく，通常1〜2週間くらい様子をみてもらいま

咬合調整はどのように行うか 145

■図80 つづき■

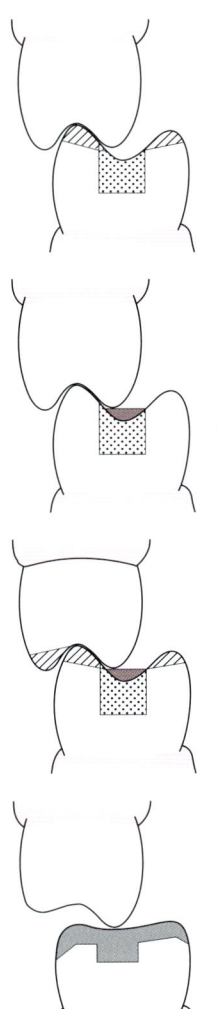

　そこで斜線の部分を削合すると咬合が低くなってしまいます．

　このようなケースでの治療法をお話ししましょう．

　光重合レジンで中央溝を充填し，上顎歯の舌側咬頭を咬合させます．そして1～2週間経過をみます．咀嚼時の咬合痛の改善がいくらかでもみられるようであれば，

　おもに下顎歯の頬側咬頭内斜面（斜線部）を削合し，リンガライズドオクルージョンの咬合にします．
　写真は臨床例です．
　この状態で，さらに1～2週間様子をみます．咬合痛が完全になくなったら，

　永久処置として，インレーやFCKで歯冠修復を行います．

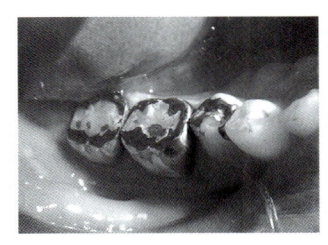

す．咬合痛の改善がいくらかみられる場合には，さらに咬合を完全にするため下顎歯の頬側咬頭内斜面を削合し，リンガライズドオクルージョンの完全なかたちをつくります．そして，またしばらく経過をみます．これらの処置を行いながら患者さんから話を聞くと，「今までより，かめるという実感が得られるようになった」というような返事が返ってきます．そこで咬合痛の発生が完全に抑えられたら，インレーを除去して新しい修復物を作製します．

　患者さんが30歳をすぎていて，原因不明の咬合痛がある場合には，その部の咬合状態を詳細に観察すると，ときどきこのような歯に遭遇することがあります．その際ここで紹介した方法で完全に咬合痛が解消できたケースが多々あります．

　咬合調整を行うと咬合が低くなると考えている患者さんが多いようです．しかし前述したケースは，光重合レジンを咬合面に接着したまれなものですが，通常は削合しても咬合は低くなりません．咬合が低くなるようでは真の咬合調整とはいえないでしょう．

　図81に示すような理想的とされるABCコンタクトの咬合をもった歯があります．しかし，これでよくかめないと訴える患者さんが実際に存在するのです．そんな患者さんに打つ手はないのでしょうか．

　その解決策としてリンガライズドオクルージョンの咬合を付与することを考えてみましょう．図の斜線部分は削合する部を示し，○印の部は絶対に削ってはいけない部分です．なぜなら咬合が低くなるからです．ここで大切なことは，下顎歯の咬合面の開く角度は年齢とともに大きくなること，歯軸に対して左右対称となり，同じような角度で開くことです．また前後運動によっても干渉部を削合します．これを行うことでウィルソンの彎曲やスピーの彎曲をかたちづくることになります．そしてこの咬合調整によって真に食塊を咀嚼する咬合力が発揮できる咬合関係が得られるのです．

咬合調整はどのように行うか　　*147*

■図81　リンガライズドオクルージョンへの咬合調整■

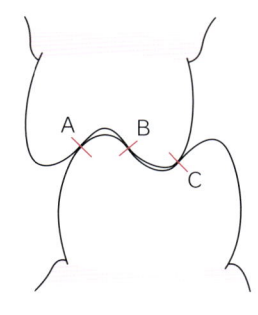

このように 3 点のコンタクトが完全に回復された咬合でも咀嚼時に咬合痛を訴えることがあります．

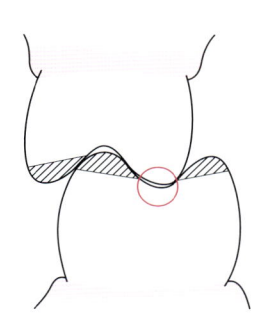

そこでリンガライズドオクルージョンの咬合様式になるように削合調整してみます．
　斜線部分は削合し，調整する部分，○印部分は削合してはいけない部分です．
　下顎歯の咬合面の開き角度は増齢とともに大きくなり，平坦になります．

16 正常咬合の臨床的基準

　これまで 15 章にわたり，著者の考える咬合について説明してきました．最後に，正常咬合の臨床的基準についてまとめてみたいと思います．

　正常咬合の臨床的基準を決める前に，なぜ正常咬合について臨床的基準を定義しなければならないのかということです．それが正常咬合の目的ということになります．ここでは，まずそのことについて考えてみましょう．

正常咬合の目的

咀嚼が満足にできること

　正常咬合を有する歯では，義歯であれ天然歯であれ，患者さんにとって咀嚼が満足にできることが大事です．全部床義歯の患者さんの咬合力は，生来の天然歯に比べて 20 パーセント程度にしかならないようです．それでも患者さんにとって，咀嚼が満足にできるという感触があれば，機能の回復ははたされることになります．

　このように咀嚼機能の回復とは，患者さんの満足感が得られるかどうかということなのです．このことが正常咬合の大事な目的の 1 つです．

生涯にわたり歯を失うことがないこと

歯冠修復物や全部被覆冠などで回復された歯が，生涯にわたって咀嚼機能を維持しつづけることが第 2 の目的です．

著者の下顎右側第二大臼歯には，大学時代に治療したアマルガムが入っています．充填後 40 数年になりますが，まったく支障なく咀嚼機能に耐えています．

アマルガム充填で，なぜこんなに長持ちするのでしょうか．それは治療が，基本に忠実に行われたからです．どんなに高価な補綴物を装着しても，7〜8 年で咬合性外傷に罹患したり脱落したりしたのでは治療の失敗といわざるを得ません．

このように治療した歯は，その後普通の口腔衛生管理をする程度で，その人の生涯とともに咀嚼機能を全うするのが本来の姿です．

それでは正常咬合の目的を達成するためには，どのような咬合の臨床的基準が必要なのでしょうか．次に正常咬合の臨床的基準について説明します．

正常咬合の臨床的基準

正常咬合の臨床的基準について，静的基準，動的基準，維持基準の 3 項目に分けて記載します．静的基準とは臨床で必要な顎位，咬合平面，咬合接触などを定めたものです．動的基準とは，咀嚼運動では，どんな運動が行われているかを定めたもので，維持基準は，治療の完了した患者さんの維持管理のあり方について定めたものです．

正常咬合の静的基準

正常咬合の静的基準とは，正しい顎位，咬合平面，咬合接触がどのような基準をみたさなければならないかを定めたものです．

その基準は図 82 に示すように 4 項目から成り立っています．

1．正しい顎位

　臨床で真に必要な顎位は，中心位の顎位です．中心位とは，これまで説明したように，口腔内では下顎安静位と中心咬合位のあいだをいいます．そのあいだは安静空隙とよばれています．

　下顎安静位は生体から求めることのできる唯一の顎位です．したがって正しい顎位は下顎安静位の決定からはじまります．全部床義歯の患者さんであれ天然歯を治療した患者さんであれ，治療後の中心位を求めると，下顎安静位と中心咬合位のあいだには安静空隙が存在することが必要です．この安静空隙は中心位の垂直的自由度といわれるきわめて大切な空隙です．さらに中心咬合位で滑走運動を行ったとき，自由に滑走できる水平的自由度を咬合面に付与することが必要です．

2．咬合様式

　咬合様式は上顎舌側咬頭を機能咬頭とし，下顎臼歯の平坦な咬合面に咬合接触するリンガライズドオクルージョンとします．そしてあらゆる側方滑走運動において，点状となるように咬合接触を構築することにあります．

3．咬合平面

　咬合平面とは，$\frac{7=4}{7=4}\Big|\frac{4=7}{4=7}$ で成り立ち，$\frac{6\ 5}{6\ 5}\Big|\frac{5\ 6}{5\ 6}$ を最下点としたスピーの彎曲と，上顎のみにウィルソンの彎曲を有する平面です．

　咬合平面は，鼻翼下縁と耳珠下縁を結んだカンペル平面と平行とし，上下顎の歯槽堤の中間に存在します．

4．咬合接触

　全顎で 8 点(片顎で 4 点)の咬合接触点とします．さらに重要なことは，これら 8 点の咬合接触点が同じ咬合圧になるように厳密に調整することが大切です．この調整はリンガライズドオクルージョンであるがゆえに十分調整が可能です．

図 82　正常咬合の静的基準

1　正しい顎位
  1）中心位
        下顎安静位
           ↕　安静空隙──垂直的自由度
        中心咬合位 ────水平的自由度
2　咬合様式
  1）リンガライズドオクルージョン
      上顎舌側咬頭を機能咬頭とし，下顎臼歯は平坦な咬合面とする．
  2）グループファンクション
      あらゆる側方運動において点状接触とする．
3　咬合平面
  1）7-44-7 で成り立つ咬合平面とする．
  2）56 を最下点としたスピーの彎曲，ウィルソンの彎曲は上顎とする．
  3）咬合平面はカンペル平面と平行とし，上下顎歯槽堤の中間に存在する．
4　咬合接触
  1）全額で 8 点（片顎で 4 点）の咬合接触とする．
  2）各接触点で厳密な同一咬合圧とする．

正常咬合の動的基準

　咀嚼運動とは，どのような運動を行っているのかを示したものが動的基準です．咀嚼運動とは，**図83**に示すように破砕運動とすりつぶし様運動からなり，これらはすべて上下動による運動です．これまでいわれているすりつぶし運動(臼磨運動)は存在しません．

　顎の動きは咬合面によって誘導されています．したがって従来いわれているポステリアガイダンスやアンテリアガイダンスは必要ありません．

　これまで咬合様式として扱われている犬歯誘導は，咀嚼運動とはなんら関係しません．またバランスドオクルージョン(両側性均衡)は咬合力学的に成り立たない理論です．

　咀嚼運動に真に関係するのはグループファンクションです．したがって咬合接触様式と従来の咬合様式を合わせて咬合様式とすると，咬合様式とは，リンガライズドオクルージョンとグループファンクションとなります．この咬合様式はすべての症例に適用できます．この咬合様式を有する咬合面では，自然に片側性均衡が成立しています．

　正常咬合の静的基準と動的基準をみたした咬合では，顎関節は安定し，確かな咀嚼運動ができることになります．

正常咬合の維持基準

　治療の完了した患者さんの咬合状態は，生涯にわたって安定しつづけるのでしょうか．一般的に考えて，それはあり得ないと想定されます．ではどうなるのでしょうか．

　それは**図84**にも示しましたが，次のように考えられます．治療後完全に回復された咬合状態でも，歳月の経過とともに咬合状態に変化がみられます．それは異種材料による歯冠の咬耗，また咬合時に歯の顎骨内への沈下や微妙な歯の移動などによって，咬合接触状態は日々変化します．この変化は咬合の狂いとして患者

図83　正常咬合の動的基準

咀嚼運動とは
1. すべて上下動による破砕運動である．
2. 「すりつぶし運動」は存在しないが，「すりつぶし様運動」と称する運動が存在する．
3. 顎の動きは咬合面で誘導される．したがって従来いわれているポステリアガイダンス，アンテリアガイダンスなどは必要ない．
4. 咬合様式といわれている犬歯誘導は，咀嚼運動と関係ない．
5. バランスドオクルージョンは，咬合力学的に成り立たない．
6. グループファンクションは，咀嚼運動と関係する運動である．
7. 真の咬合様式は，リンガライズドオクルージョンとグループファンクションにある．
8. リンガライズドオクルージョンとグループファンクションの咬合様式では，自然に片側性均衡が成立している．

さんが自覚しますが，なかには咬合性外傷を発症する場合もあります．そこで定期検診によってこれを管理する必要があります．これが正常咬合の維持基準です．

　治療後の歳月の経過とともに，中心咬合位が中心位からずれを定期検診によって発見し，早期に咬合調整をすることによって，歯は患者さんの生涯とともに咀嚼機能を維持することができるのです．

　以上，著者の考える正常咬合の臨床的基準について述べてきました．ここで述べた基準を口腔内で実現することはきわめて容易です．そしてその咬合を構築することによって，天然歯では咬合性外傷から守られ，義歯においては微動しない安定した咬合が得られるのです．

■図 84　正常咬合の維持基準■

　患者さんの治療後は，すべて歳月の経過とともに中心位と中心咬合位に狂いが生じてくる．したがってどのような治療後であっても，一定の間隔で定期検診を行う必要がある．

　このときの診査は，中心位と中心咬合位の確認であり，両者にずれがみられるときには，咬合調整の治療を行うことになります．

エピローグ

　クーン博士は，著書『科学革命の構造』の中で，有名なパラダイムシフトというアイデアを出しています．これは科学の進歩は時間軸に沿って一様にだらだらと進歩するのではなく，あるとき突然上のレベルに上がることをいい，その飛び上がるところをパラダイムシフトというそうです．パラダイムということばの日本語がなかなかむずかしく佐々木　閑(しずか)先生は『安心できる枠組み』と『犀の角たち』という著書の中で訳されています．
　物理学は，17世紀にニュートン力学の誕生によって，新たなパラダイムを獲得しました．その後，アインシュタイン博士の有名な特殊相対性理論，そして一般相対性理論の出現により，より上位のパラダイムを得て，さらに量子論へと発展しています．

　歯科学に目を向けると，歯科学の発展にもパラダイムシフトの考え方があてはまると思います．では過去を振り返ってどこにパラダイムシフトがあったのでしょうか．
　『咬合学事典』の年表から咬合学の歴史をみると，1805年のガリオ咬合器からはじまっています．その後歴史に名を残した方々を敬称略で列記しますと，スノー，ギージー，ハノー，マッカラム，ヘルマン，ポッセルト，スチュアート，スカイラー，ギシェー，

パウンド，その他多数の研究者の名が記載されています．

　これらの方々で，歯科学におけるパラダイムになるであろうと思われる研究としては，著者の独断になりますが，1929年に発表されたギージーの軸学説，ならびに咬合小面学説をあげることができます．この理論は，上下顎歯の前方側方滑走運動では，両関節部を通り62度の前方傾斜した軸を中心として回転運動をしていること，そしてその動きから咬合面をみると前方，後方，平行の3面にわたって，それぞれ咬合小面が削合形成されるとしたものです．

　この理論に対しては賛否両論があります．しかし著者が問題とするのは，咬耗して平坦になった咬合面を，この理論によってどう説明するかということです．高齢になり咬耗して平坦になった咬合面は，古代の人々の歯を見れば明らかなように必ず起こる現象です．この咬合面の変化を咬合理論のなかで説明できなければ真の理論ではありません．その回答はギージーの理論でも，その後起こったナソロジーの理論でも説明されていません．

　真の理論とは，口腔に起こるすべての生理的現象を1つの理論で説明できるものでなければなりません．例外の存在は理論とはいえません．そう考えると，いまだにパラダイムを得ていないのではないでしょうか．なぜなら今日の臨床において，200年も昔のガリオ咬合器を用いて補綴物を作製しても装着時に不都合を感じないことは，何よりもそのことを物語っているのです．

　歯科学のパラダイムとは，まず咬合理論を確立することにあります．これまでの歯科学は，材料の進歩によって医療技術が向上しているにすぎないのではないでしょうか．

　これまで多くの咬合理論が登場し，そして消えていきました．咬合理論が確立した暁にこそ，歯科学において真の発展のスタートが切られるときなのです．

memo

memo

memo

著者紹介

丹羽克味(にわかつみ)

1965 年	東京歯科大学卒業
1969 年	東京歯科大学大学院修了
1971 年	東京歯科大学助教授
1974 年	明海大学歯学部助教授
1988 年	奥羽大学歯学部教授
1996 年	フジ写真フィルム東京本社保健センター歯科医長
1999 年	東京都にて開業
2005 年	亀田総合病院歯科センター臨床部顧問
2007 年	明海大学歯学部非常勤講師

入門 咀嚼と咬合

2009 年 11 月 1 日　第 1 版第 1 刷発行

著　者　丹羽　克味
発 行 者　木村　勝子
発 行 所　株式会社 学建書院
〒113-0033　東京都文京区本郷 2-13-13　本郷七番館 1F
TEL（03）3816-3888
FAX（03）3814-6679
http://www.gakkenshoin.co.jp
印刷製本　三報社印刷㈱

ⒸKatsumi Niwa, 2009 ［検印廃止］

JCOPY 〈㈳出版者著作権管理機構 委託出版物〉
本書の無断複写は著作権法上での例外を除き禁じられています．複写される場合は，そのつど事前に，㈳出版者著作権管理機構（電話 03-3513-6969，FAX 03-3513-6979）の許諾を得てください．

ISBN978-4-7624-0670-6

咀嚼・咬合論

著　丹羽克味
　　田島基紀

AB判　2色刷　223頁
定価 8,400円（本体8,000円＋税）
ISBN978-4-7624-0667-6

・即，実践できる咬合調整法
・単純・明解咬合論

　「咬合とはなにか」，あらゆる症例に適用できる咀嚼運動理論（咬合理論）が，はたして存在するのか長年悩んできた著者が，ようやく1つの結論に到達し，体系化．

　歯ぎしりや顎関節症の治療に関する咬合も，小さなインレーの咬合も，まったく同じ理論で治療が可能．

主要目次

基礎編　咬合の確立と構成
Part 1　咬合面は変化する
Part 2　咬合面は，なぜ存在するのか
Part 3　咬合面の害
Part 4　咬耗の功罪
Part 5　咬合性外傷の存在とは
Part 6　咬合平面の形
Part 7　隣接歯の関係
Part 8　顎関節の機能
Part 9　中心位と中心咬合位
Part 10　中心位への誘導

理論編　新しい咀嚼運動理論
Part 11　顎の動きは咬合面で決まる

Part 12　リンガライズドオクルージョン
Part 13　理想的なかみ合わせ
Part 14　正常なかみ合わせの要件
Part 15　かみ合わせの確立と安定
Part 16　咀嚼とは
Part 17　新しい咀嚼運動論

実践編　新理論からみた臨床
Part 18　歯科治療のもたらすもの
Part 19　かみ合わせの診断と治療
Part 20　かみ合わせの調整
Part 21　咬合器の役割
Part 22　ブラキシズムの治療
Part 23　顎関節症の治療

本書の内容をわかりやすく解説するセミナー開催中．
くわしくは学建書院ホームページをご覧ください．
▶ http://www.gakkenshoin.co.jp